新訂増補

方法としての行動療法

山上 敏子 YAMAGAMI TOSHIKO

Ψ
金剛出版

目次

新訂増補

方法としての行動療法

序章　日常臨床における行動療法・行動療法をすすめる技術

一　「方法としての行動療法」の連載のはじめに

ちょっとしたはずみでわが身を顧みずに連載を引き受けてしまった。これまでも行動療法についてはあちこちでいろいろと書いてきたし頼まれるままに話もしてきた。書けることをあまり残していないように思えて、とても心もとない。

わたくしが行動療法の勉強をはじめたのはもう三五年以上も前のことである。どのような経緯があって行動療法の勉強をしたくなったのかは他のところで幾度か述べているのでここでは述べないが、そのころは、ともかく自分がなんとか理解できて、なんとか実際に使えて、そしてなんとか少しは治せるような治療法が欲しくて、そんなとき出会ったのが行動療法であった。それが当時の精神療法のなかでどのような評価を受けているかというようなことには興味がほとんどなかった。そんなところは今でもあまり変わっていない。そんな、いわば精神療法の劣等生の開き直りのようなところから行動療法の勉強をはじめたが、その後も飽きずにずっと続けて今日まで多くの患者を治療してきた。

そして今、行動療法は臨床精神科医としての自分によく合った、とても使い勝手のよい治療法であるとつくづく思っている。

行動療法はわたくしが勉強をはじめたころに較べると、精神療法のなかでの立場というか重きのおかれ方がずいぶん変わって、いまや文献上ではもっとも重視される精神療法になっている。しかし、日本では、実際には、それほど日常的に意識して用いられている治療法ともいえないのではないのかとも思うし、行動療法はむずかしいという意見を聞くことも少なくない。行動療法は丁寧さは必要とするがそれほどむずかしいことからなっている治療法とはとても思えないので、そのような意見を聞くと不思議でしかたがない。多分、行動療法の精神療法としての構成が独自であるから、実際におこなってみるまではむずかしく思えるのかもしれない。行動療法は「方法」で構成されている治療法であり、ほかの多くの精神療法がそうであるように「意味」で構成されている治療法ではない。方法が意味を生むが、行動療法は一義的に意味を追求する治療法ではないのである。そんなところもあって、連載のテーマは「方法としての行動療法」とすることにした。

そして、方法は使い方次第のところがある。したがって、連載では、むずかしいところではあるが、できるだけその使い方のところに焦点をあてて述べることができたらよいと思っている。それは結局は、わたくしの治療法――行動療法、というところになるのだろうか。

連載の初回は、二〇〇四年七月に日本（神戸）でおこなわれた、世界行動療法認知療法学会の招待講演で発表させていただいた「日常臨床における行動療法・行動療法をすすめる技術」をそのまま掲載させていただくことにした。

二 日常臨床における行動療法・行動療法をすすめる技術

わたくしは長い間、行動療法を主な臨床手段として精神科臨床をおこなってきましたが、とてもよい臨床手段をもったと考えております。現在、行動療法はいろいろな精神疾患や状態に、エビデンスをもって効果が期待される治療法であることが認められていることはことさら説明するまでないことでしょう。しかし、わたくしがよい治療法をもってよかったと考えているのは、このようなところももちろんあるのですが、それよりも、日常の精神科臨床や心理臨床のはしばしに行動療法の技術が大変役に立つところであります。日常臨床では、臨床に持ち込まれたことがらについて、それを把握し、どのようにしたらよいのかとあれこれ検討し、それが可能なように臨床環境を工夫して整え、おこない、結果を吟味し、それをくりかえしながら、治療したり援助したりします。行動療法の技術は、このような日常臨床の随所に役に立ちますし、また、エビデンスで認められている治療法でもそれをおこなうのは、多くの場合、このような日常臨床においてであります。

本日は、「日常臨床における行動療法・行動療法をすすめる技術」というテーマで、わたくしが考えているところを述べさせていただくことにしました。はじめに症例を提示させていただき、ついで、この症例での経過を手掛かりにしながら、話をすすめさせていただこうと思います。

一　症　例

今日、提示させていただく症例は、現在、わたくしが治療をしている治療なかばの女性、Aさんです。わたくしがこの女性を診療している臨床の場は、総合病院のなかにある忙しい精神科外来であり、この女性はその日常的な外来診療のながれのなかで、限られた時間のなかで診療している患者さんたちの一人です。

(a) 症　例

Aさんは三〇歳代の女性です。彼女は、この二〇年ちかくを、ずっと摂食障害（過食嘔吐）に悩んでいる女性です。わたくしが治療をはじめて現在まで、一年二カ月を経過していますが、わたくしの治療の前にも、発症から、わたくしのところで治療をはじめるまでの一七年間、ずっと治療を受けて来ています。最初の一〇年間は何度かの入院治療と外来通院治療をひとつの病院で、次いでの七年間は彼女の希望で主として心理士による治療を受けております。Aさんは、この心理士の紹介でわたくしのところを受診しました。

Aさんは、人の出入りが多い教員一家の長女で、妹が三人いる、真面目で曲がったことが大嫌いで、少し人見知りして上がりやすいところがあるけれども、活発で、父母や家族のことを気にかける、勝気で頭のよいしっかりした子どもであったようでした。元気に中学に進学したのですが、夏休みがすんだあとAさんが英語のスピーチの学校代表に選ばれたことから、友達から嫉妬されて苛めにあうようになったようです。この苛めはかなり深刻な苛めであったようでした。また、このころ、家のなかでも、当時同居していた祖父母の病気や忙しい父母にかわってよく話を聞いてくれていた叔母の入院なども重なったようでした。そのころから、なんとなく落ちつかないような不安な気持ちになっていたようで、学校にも行きしぶるようなことがあって無理につれて行かれたりなどが続いていたようでした。そんなあるときお腹をこわして食事を抜いたことがあったそうですが、そのときAさんは体が軽くて調子がとてもよく感じられ、その上、ご飯を食べないと時間が作れてよいと強く思ったそうです。また、学校でも食事をしなければトイレに行かなくてもよいし（苛めはトイレで多かったそうですが）、トイレに行くことを友達に気がねしなくてよく、そんなことから意図して食事をとらなくなったといいます。腹痛や便秘や下痢などがくりかえし出現して体重が減少し、まもなく無月経になってしまい、中学二年になって、摂食障害の入院治療を受けはじめています。

最初の一〇年間の治療では、同じ病院での入退院をくりかえしながらの治療を受けていたようでした。入院中には過食で過度の肥満になったり、また、拒食もひどく、何度か低カリウム血症で痙攣発作をおこしたりなどもあり、順調な治療経過ではなかったようです。入院しているほかの子どもたちともうまく関係がもてずに嫌なつらいことが多かったそうです。ここでの一〇年間の治療のあと、Aさんは医学的な治療に絶望してそれを拒否して心理士による治療を希望して受けるようになっています。心理士のところで七年間のカウンセリングを受けています。カウンセリングは、主に自己認識を促す方向とともに、社会生活がしやすくなるような方向をもってすすめられたようでした。この間にAさんは腹痛や下痢に悩みながらも運転免許をとったり大検に挑戦して合格したりなどしました。Aさんはこの心理士のカウンセリングでそれまでよりも少し落ちつくことができたようでしたが、食べ吐きに関してはほとんど変化がなかったようです。このような治療を受けた一七年の間、「食べ吐き」がなかったのは二～三週間位にわたる数回のようで、そのときは、ほとんど食べないようにして吐かないでがんばったようでした。そして、そのいずれもが、自分が食べ吐きをしないと、たとえば、家のなかのある問題が軽くなるかもしれない、のような、人のためになることが食べ吐きをしないと決心する理由だったようです。

わたくしのところにはじめてきたときのAさんは、主訴である、①毎日、七～八時間に及ぶ食べ吐き、のほかにも、②抑うつ感や、今までの生活の後悔や腹立ちや希死念慮と、③（薬を服用しているにもかかわらず）不眠と、④悪口をいわれている、人の話し声が悪口に聞こえる、という被害念慮と幻聴のような体験と、⑤いつもそわそわして落ちつかないという落ちつきのなさ、を訴えておりました。大変な苦痛の強い状態がずっと続いていることがよくわかりました。

初診時のAさんは、このような今までの苦しかったであろう経過を、淡々と述べました。Aさんは端正な顔だちの女性ですが、少し笑顔を浮かべたまま、ほとんど表情も体も動かさないで、「食べ吐きをしていることが惨めでならない。今まで長い間治療を受けてきたが変わらなかった。吐かないようになりたいがよくならないと思う。眠れないし気分が落ち込む。薬をのんでいるが効かない。眠れる薬があればのんでみてもよい」と、当然そうであると思うのですが、治療へのとても消極的な期待を述べられました。

初診ではこのような話を聞いたあと、希望された通りに、薬（抗うつ薬と睡眠薬）を処方して、毎日決まってのむことがよいと思うと説明しました。そして、食べ吐きについて、食べ吐きは治療できること、少なくとも今よりは軽くなるし楽になれること、食べ吐きが軽くなるとほかの苦痛も少し軽くなるのではないだろうか、などとわたくしの意見を伝えました。Aさんは少し考えていましたが、治療を受けてみたいとほとんど表情を動かさずに希望されました。このようにして、まず食べ吐きを対象にして通院治療をおこなうことになりました。

そこで、一週間後の再来を約束しました。そして、その一週間の間、「食べ吐き」について、その始まりと終わりの時間と、また、食べ吐きの前にそのことが強く頭を占めはじめる時間、について、時間だけを簡単にメモをしてみるように頼みました。

このようにして治療をはじめましたが、Aさんは遠方に住んでいて空路での通院であったこともあって、そのあとは二～四週に一度程度の間隔で通院することになりました。現在まで、二〇回の通院治療をおこなっています。

(b) 治療経過

治療の経過を述べましょう。

Aさんは、約束通り一週間後に受診されました。初診時に頼んでいた食べ吐き時間のメモ(丁寧な字でした)をもってきておりましたので、この診察では、そのメモを確かめるようにしながら、食べ吐きの実際の様子を聞きました。とても悲惨な様子でした。週に二日は昼食から夜中まで食べ吐きが続いており、ほかの日は夕方から夜中までの食べ吐きでした。しかし、夕方からの食べ吐きのときでも、昼食をごく少量食べ、そのあとは、気を許すと食べることが頭を占めてくるので、気を許さないために、掃除をしたりピアノを弾いたりなど、ただ必死になって体を動かしているようでした。それでも午後四時頃になると、ほかのことに気持ちを集中させる気力が切れてしまって、気分が重くなり食べることだけが頭を占めて落ちつかなくなり、六時近くになると、やっと食べられると思い、あわてて食事を勢い込んで食べはじめ、しかし、すぐに嫌な気持ちが襲ってきて吐きはじめ、そのあとは食べては吐いて、を一〇回以上もくりかえしているようでした。Aさんにとっては食事は吐くために食べるもののようでした。夜中になるとやっと食べ吐きが止まって、そのあとは自分を責めるようないらいらした気持ちで落ち着きなく二時間くらいかけて入浴し、もうこれ以上はなにもできないという強い疲労と自己嫌悪感に苛まれ、明け方になるまで眠れず、少し眠ってうんざりした気持ちで目覚め、また、同じ一日がくりかえされる、といった日々のようでした。

本当に苦しい日々であることがわかりました。

わたくしは、どのようにしたら今の大変な苦痛が少しでも和らげられるのだろうか、といつものように考えました。そして、まず、①いつも食べ吐きのことが脳裏から離れない緊迫感と、②食べ吐きのくりかえしの疲労と嫌悪感、とを少し楽にすることができないだろうかと考えてみました。そして、つぎのようにしてみることにました。ひとつは、現在、Aさんが食べ吐きをしている時間を、あらかじめ、「食べ吐きをする時間」と納得して決めておくと、午後からの緊迫感は軽くなるのではないだろうか、と仮説してみました。そして、食べ吐きがはじまる時間が六時ころでしたので、その六時を「食べ吐き開始時間」として、六時に目覚まし時計をセットし、「ベルがなったら、焦らないで、してよいこと、としてゆっくりと食べ吐きをする」ことをすすめました。また、食事を少しでも落ちついてとるために、「食事は自分でテーブルセッティングをして、ゆっくりとはじめること」をすすめました。さらに、「吐きたくなったら吐けばよいと思ってあわてないで吐くこと」と、「食べ吐きが終わって後悔がおしよせてきたら、今はこれでいいの、と自分に言い聞かせること」と直接的に対処の仕方を教示しました。また、「吐き終わったあとはゆっくりと入浴して美容に時間をつかうこと」とこれも直接的な指示をしました。

このような対処行動の教示は、①食べ吐きの時間をベルで知ることでその前の緊張を軽くすること、②テーブルセッティングを自分ですることで食べる前のあせりと緊張を少なくすることと、食べ吐きのなかに食事をとるという意味を意識化させること、③食べ吐きからの後悔や自己卑下をできるだけ軽くすることで疲れを少なくすること、④辛い入浴の時間のなかにも顔の手入れなどの健康な行為があることを自覚できるようにすること、などを意図してこのような直接的な教示をおこないました。Aさんは、少し考えていましたが「やってみよう」と呟き、そうしてみることにしました。

Aさんはそれから二週間後に来院しましたが、この間、教示したことは大体できていて、しかも役に立ったようで、「時間ばかりが気になって焦っていたのが少し楽になった。犬と遊んでいてベルがなってはじめて時間になっているのに気づき、もすこし遊んでいようと食事をはじめるのを延ばしたこともある」と述べ、食べることの緊迫感が少し軽くなっているようでした。また、ときどきは少し落ちついて食事をはじめることができるようになって、家族と話しながら食事をしたこともあったということでした。また、少し眠れるようにもなっていました。

治療開始から二カ月目頃には、一週間に一度位午後からの食べ吐きがある以外は、六時ごろからの夕食の食べ吐きだけになってきました。そして、夕食の食べ吐きも、のべつ幕なしの食べ吐きから、一旦普通の食事をして、そのあとから六~七回の食べ吐きをはじめるというように、普通の食事を食べ吐きと区別できるように変化してきました。

また、Aさんは夕食と食べ吐きの食べ物は異なるものにしていて、食べ吐き用の食べ物は粗末なものにしていることがわかりましたので、さらに、そこも介入の対象に付け加えました。「自分の体に入るものだから、吐くことになっても良いおいしいものを食べよう」とすすめました。どうしようもないと感じている食べ吐きにも、自分のこととして対処できるところがあることがわかるように、このようなことをしたわけです。

そして、食べ吐きのメモを、それまでの、始まる時間と終わる時間のみのメモから、普通の食事の始まりと終わりの時間と、その食事の内容と、さらにそのあとの食べ吐きの時間、とにわけて記録してもらうようにしました。このようにして、Aさんの悲痛な食べ吐きから、緊張感を軽くして罪悪感をとり、さらに食べ吐きに意図的な部分を追加することで、自分でコントロールできる部分をつくるようにしていましたら、食べ吐きの時間は大体二時間以内で終わるようになってきました。

二カ月の終わりころになると、Aさんは、「食事をしても吐かないようになりたい。吐かない日を一日はつくりたい」と自分から希望するようになりました。そこで、食べても吐かない日をつくることをつぎの治療の目標にするためにその準備をはじめました。Aさんは体重がふえることもおそれていました。このころのAさんの体重は四三キロで身長は一六五センチ（BMI16：Body Mass Index 普通18.5～24.9）でした。ここでAさんが許容できる体重の増加の範囲を話しあいました。そして、Aさんにはなんとか三キロまでは我慢してもらうことになりました。

ここから、診察のたびに体重測定をして治療のなかで体重を管理することと、同時に栄養の管理もすることを治療に追加しました。Aさんがとる一日の食事の内容と量を食事ごとに毎日記録してもらい、診察のときにカロリーを計算することにしました。最初は栄養士にカロリー計算をしてもらいましたが、二回目からはAさんにもカロリーの計算をしてきてもらい、それを栄養士の結果と照合しながら、Aさんのカロリー計算が正しくできるようにしていきました。そのあとは、Aさんのカロリー計算つきの食事記録（大体一〇〇〇～一三〇〇カロリーがとれていました）のチェックと体重の測定を、診察日ごとにおこなうことにしました。そうして治療開始から三カ月たってから、Aさんの希望どおり、「食べても吐かない日を週に一日つくる」を次の課題にしました。

最初の吐かない日を診察日の前夜にするように二人できめました。不安が強く怖くなっても診察の前日であれば少しは我慢しやすいかもしれないと考えたからです。Aさんは、最初に食べて吐かなかった状態を「体中の皮膚の下に物がパンパンに詰まっている。体中がポンプのように膨らんでいる。人間ポンプだ」と表現して苦しそうでした。わたくしもそれを聞いてそんなにも苦しいことなのだと少しわかった気がしました。そして、あまり苦しいのであれば先に延ばしてみようかと気弱な提案をしましたが、Aさんはその提案を断りました。その苦痛よりも「普通に食べて吐かなかった」という事実がとても嬉しかったようでした。そんなことはこの一七年間には一度もなかったそうです。そこで、「診察の前日は食べて吐かない、ほかの日は無理をしない」と教示しました。

Aさんは几帳面に食事のメモをとり、カロリー計算を続けました（現在も続けております）。そのうちに、診察前日以外にもときどき自発的に吐かない日がでてきました。Aさんは、自分で、吐かなかった日には、食べ吐きのメモに旗印をつけるようになりました。治療を開始して、四カ月後には吐かない日が週に平均二回になりましたし、五カ月後には三回位になりました。半年後ころには週に四回位、一年後ころからは週に五～六回、普通に食べて吐かないですませることができるようになっています。現在、Aさんの体重は約束の限度内ではあるのですが、三キロ増加して四六キロ（BMI17）になりました。そのことが不安になるのではないかというわたくしの心配な質問に、Aさんは、「太るのは嫌であるが体重のことは前ほどには気にならなくなった。それよりも普通に食べて吐かないですんでいることが嬉しいし、メモの旗印が増えることが嬉しい」と答えています。こんな経過で、Aさんの主訴である、過食嘔吐はゆっくりとではあるのですが軽快してきております。しかし、まだ二カ月に一度くらいは昼間からの食べ吐きがあります。Aさんは、気を張りすぎたり、我慢しすぎたり、家人とのトラブルがあったり、自分の惨めな過去を思いだしたりしたときなどに、そうなりやすいようだと把握しています。

はじめに述べましたように、Aさんには、食べ吐きの苦痛のほかに、それと関連をもって出現していることでしたが、抑うつや、過去が思い出されて悲嘆したり、被害念慮や幻聴のような悩みももっておりました。人が悪口をいっているのが聞こえるために自分の部屋（通りから奥まって離れており人声が聞こえないところにあるらしいのですが）の窓ガラスを防音にしてしまっているほどでした。このような苦痛も、食べ吐きが改善するにつれて少しは軽くなっていましたが、それらもひとつずつ、治療の対象にしております。

たとえば、過去がくりかえし思いだされて苦しく情けなく悔しく惨めになるということに関しては、つぎのようにしてみました。まず、そのような「過去がくりかえし思いだされて後悔し惨めになる」ということが、たとえば、「着たい洋服のことを考える（Aさんはお洒落な人のようでした）」と同じように積極的に考えていることなのだろうかと、二つの考えることの体験の仕方の違いをさがしてみました。そして、くりかえして思いだされている過去についての惨めな考えは、自分の積極的な意思で考えているというよりも侵入してくるような考えであることにAさんは気づき、考えることの体験の仕方がほかの考えとは異なっているところを自覚しはじめました。そこがAさんにあきらかになったところで、その侵入してくるような考え方を、ほかに注意がそれるようなことをすることで自分で止める練習をしたりもしました。Aさんは自宅でこんな考え方に陥っているとき、化粧水のスプレーを顔にかけるとその考え方が瞬時は途絶えて、少しすっきりすることを見つけたりしています。そのようにしながら、現在は診察室でテーマと時間を決めて、惨めで悔しかった過去を積極的に考えられるように、少し誘導しながら話を聴きはじめているところです。

また、Aさんには人が悪口をいっているという被害念慮とそれが聞こえるという幻聴の体験もありました。これも、食べ吐きが少しよくなった治療開始半年後から治療の対象にしました。このころは被害念慮も少し軽快しておりました。それまでは声が聞こえるので開けることのできなかった自室の厚いカーテンをときどきは少し開けることができるくらいにはなっておりましたが、やはり人のなかには怖くて入れないような状態は続いておりましたので、それを治療の対象にしました。Aさんは、数年前から、食べ吐き用の買物に一人で車で遠方のマーケットに行っていました。帽子を目深に被り、早足で歩き、食料の買物だけを急いですませてかえってくる、ということでした。そこで、この買物を対象にして被害念慮や幻覚様の体験を治療することにしました。「マーケットで声が気になったら、その声をよく聞き、その内容を記録してくる」ように宿題を出しました。しかし、Aさんは、記録するために声に注意してみたら、自分のことではないと考えてもよいような内容であることも少なくないことがわかったようでした。

この経験から、Aさんは、人のなかでびくびくして過敏になってしまい人の話し声を自分に結びつけて考えてしまっていることもある、ということが少しは理解できたようでした。そこで、「ぼんやりした人の声に馴れること」を目標にして、そのために「ベランダの花の世話をする」ことをAさんの日課に入れることにしました。最初は人通りがない夜にしかできないようでしたが、そのうちに昼間も、緊張はあるものの花の世話ができるようになり、診察時にも花の話題が出るようになりました。また、部屋の厚手のカーテンを少し開けていることがそれまでよりも多くなりました。ときには窓を開けることもできるようになっており、少しだけですが人の声を気にしないですむようになってきました。

二カ月前、両親の都合がつかず（診察はAさん一人で受けていますが、いつも両親のどちらかといっしょに来院しているようでした）、しかし治療をキャンセルすることなく、長距離を一人で来院しました。最初は、人の声が耳にささるように聞こえ、その声が自分のことをいっているように感じられて怖かったようですが、治療での指示を思いだして、声の内容に注意を向けるとよく聞き取れなかったりして、そのうちに疲れてきてなんとか凌げたようでした。わたくしは、「怖くてもにげださなければ、馴れてきて怖さも少なくなる」とその過程の治療的な意味を説明して、チャンスがあればまた、そうしてみようとすすめました。そののちも一人で通院することがあったりで外出の機会が少し出てきましたので、最近ではそのときの、たとえば子どもが「バカ」といったのを自分にいわれたと受けとり怖くなり落ち込むなどの、実際の体験をとりあげ、子どもの声の読み方の練習、すなわち、理論的にほかの可能性を考えてみる練習などを加えております。

また、それまではほとんど通信販売を利用していた衣服の買物もしてみたいと希望するようになりましたので、買物をする技術の訓練、たとえば、店員が側にくると緊張が強くなるので、近づいてくる店員に「あとでお願いします」というように断わったり、「試着します」と伝えたりなど、店のなかで起こりうる、緊張や恐怖が強くならないような対応の仕方を話しあったり、ちょっと練習してみたりなど、を治療のなかに追加したり、実際にできたことをとりあげて話題にしたりなどもしています。

このようにして、食べ吐き以外の苦痛も少しずつではありますが軽快してきています。はじめのころの診察室での硬かったAさんの表情も体の動きも、だいぶん優しく自然になってきて、声をあげて笑ったりするようにもなりました。

「日常臨床における行動療法・行動療法をすすめる技術」についてわたくしの考えているところを述べるために、その手掛かりとして、長い受療歴をもっていた摂食障害に悩んでいる女性の、一年二カ月にわたる治療の経過を述べさせていただきました。

二　行動療法は臨床の手段の体系である

わたくしは日常臨床の実際という観点から、多くの理論や技法や治療法や治療プログラムをもっている行動療法を、方法の体系、すなわち、臨床手段の体系としてとらえてきました。そして、その臨床手段の体系を二つにわけて考えてきました。ひとつは、①対象を認識し把握する技術です。問題をどのように観察し、分析し、把握し、理解するかという、問題の認識把握技術であります。これは、その基本は対象の刺激―反応（連鎖）分析でありますが、この対象の認識把握技術は、対象となる問題の機能的な分析技術であり、ことがらをとても動的に、また循環的にとらえることを可能にする技術です。二つには、②変容技術です。これには、たくさんの基礎技法や、応用技法や、治療法や、治療プログラムがあります。行動療法ではしばしばこの技術だけが目立つことがありますが、技法や治療法や治療プログラムをたくさんもっており、本大会でも示されているように、それらが提案され続けているところは、やはり行動療法が誇ってよいところであります。そして、日常臨床の実際では、わたくしたちは、この二つの技術を身につけて臨床に臨みます。そして、患者の苦痛が少しでも軽くなり少しでも生きやすくなるという臨床の目的にしっかりと向けて、これらの技術をあれやこれやと臨機応変に用いて治療しています。すなわち、問題はどのようなことなのかとよく把握して、その問題のどこを、誰のなにを対象にして、どのような方向に向けて、どのような方法を用いて、治療するとよいのか、と仮説して、どのようにしたらそれが可能か、と考えて、治療して、結果をみて、それをくりかえしながら治療しています。この症例でもそうしながら治療をすすめていることがおわかりいただけたものと思います。

そのような日常臨床の実際の場では、今あげた行動療法の二つの技術、認識把握する技術と変容する技術を、どのようにして、目のまえの、その臨床で用いるのか、という、第三の、③これら二つの技術の臨床適用の技術、いいかえると、「行動療法をすすめる技術」が、必要になります。それは、前述した二つの技術と異なるものではありません。しかし、わたくしは、この技術を「行動療法をすすめる技術」として前述した二つの技術からとりだして意識化し技術化することが、日常臨床のなかで自由自在に行動療法を役立たせるために必要なことであると考えて、そのように主張してまいりました。

そして、わたくしは、この行動療法をすすめる技術は、いいかえると、行動療法の技術を行動療法という精神療法（心理療法）として構成する技術、であると考えてきました。

三　行動療法をすすめる技術

日常臨床における行動療法をすすめる技術について、そのいくつかをAさんの治療経過を手掛かりにしながら述べましょう。ここでは行動療法をすすめる技術を、便宜的に、A・治療を組み立てる技術と、B・治療をすすめる技術とにわけて述べます。

A　治療を組み立てる技術

（a）患者のことをわかろうとする治療者の態度が要る

これは精神療法として当然のことでわざわざ述べることは憚られることです。しかし、これもやはり必要な技術として述べることが、行動療法の場合には要るのではないかと思います。それは、行動療法が、まえもって大きな病理理論をもっていてそれを頼りに治療をすすめられるような治療法ではないからであります。すでに述べたように行動療法での問題の把握は、刺激－反応分析技術をもって、その臨床のその問題ごとに、よく聴き丁寧に観察し、あれこれと考えながら分析しながらはじめてできるものでありますし、もちろん、変容の過程でもそうです。これは治療者だけではむずかしく患者との協同があってはじめてできるものであります。それに、患者はほとんどの場合困難な状況にあり、その困難がよくわからないまま生活できにくくなっていることが多いし、不当に自信を失っている場合も少なくなく、どのように協同したらよいのかわからない場合が多いのです。そのような臨床の場で、治療が可能なように問題を把握し、治療に必要な患者行動をとってもらうようにするには、まず、患者の訴えているところを、よくわかろうとする治療者の言動・態度は欠かせないことでしょう。

（b）患者の苦痛の体験を把握しそこに治療を焦点づける

すでに述べましたように、行動療法には問題を具体的な精神活動としてとる認識技術があります。そのようにして症状や対人関係などの生活上の困難なところ、すなわち障害されているところをとらえるのですが、そのとき、とくに、障害が体験されているところに焦点をあてたとり方、すなわち、それがどのように苦痛でどのようにままならないのかというところ、障害の苦痛の体験のところに焦点をあてた、いわば、患者の体験を「内側」からみるようにしてとらえる把握の仕方が、積極的に治療を組み立てるときにとくに必要であると考えています。そして、そのようにしてとらえた、ままならない苦痛や障害感に治療を焦点づけて治療法として仕立てていくことが、治療をすすめやすくします。この症例でも随所でAさんの苦痛の体験されているところに焦点をあてて治療をすすめました。

（c）問題をとりだして治療の対象化をする

混乱している患者のなかから、ことさら、困っているところだけをとりだして、そこを治療の対象にして、「そこをよくする」という図式をあきらかにすることで、患者の混乱を少なくして患者の力をひきだして治療をすすめやすくすることも、行動療法として組み立てていくときの大切な技術になります。これは、治療のどの段階でもおこなうわけですが、そのときの患者にとって変容可能なところをさがして、それをとりだして、そこを治療すればよい、という図式をつくることになります。この症例でも、最初は食べ吐きの緊張感を絶望し混乱していたAさんからとりだして、それをまず治療の対象にしました。ついで、体重増加の恐怖を、さらに食べ吐きを、ついで被害的な対人緊張を、というように、そのつどできそうなところを患者のなかからとりだして、そのつどそれらを治療の対象とあきらかにしながら治療をすすめています。このようにすることで、患者にはそのとき対処できるところや対処することがあきらかになり、それによって混乱が少なくなり患者のもっている力を大切にして、強め、安定化の方向に治療を向けることができます。

（d）患者の希望に治療をつなげる

治療を患者のそのときにもっている希望につなげるようにして治療を組み立てることも大切な行動療法をすすめる技術であると考えています。

先に述べましたように、行動療法はいくつかの部分的な病理理論（たとえば恐怖学習のような）をもってはいても、全体を説明するような大きな病理理論をもっているわけではありませんし、したがって、その大理論に基づいて、治療するという方向をもちえません。行動療法は学習を主な手段にしている治療法でありますから、そのかわりに、苦痛が軽くなりたいとかこのように在りたいとか、こんなことができるようになりたい、という希望に向けて、すなわち、臨床の目的に向けて、治療を組み立てることが日常臨床では必要になります。わたくしはずっとそのように考えて治療をおこなってきました。そうすることで、患者は真に治療に取り組みやすくなり、患者のもっている力を大切にすることができます。そして、それは治療の場に明るさと力をもちこみやすくなり、治療をすすめやすくします。Aさんも、食べることが気にかからないようになりたい、食べても吐かないようになりたい、食べても太らないでいたい、考えたいことを考えたい、人の目や言葉を気にかけないですむようになりたい、買物がしたい、などのそのときどきの希望にそってそれが叶えられるようにして治療をすすめました。治療がさらにすすむと、またさらに生活感のある、将来を見据えた希望がでてくるでしょうし、そのときはその希望に向けて治療をさらに組み立てていくことになるでしょう。

B　治療をすすめる技術

つぎに治療をすすめる技術について、そのうちのいくつかを述べます。

（a）そのときの治療の目標に向けて、わずかにでもできているところやできそうなところを見つけて、それができるように臨床状況を整えながら治療をすすめる

現在のなかに、治療の目標に向けて少しでもできているところや、なんとかできそうな兆しをさがして、そこを治療のとりかかりにします。どこか少しでもできているところやその兆しを見つけるのは、そのつもりになってさがすとなんとか見つかるものであると思ってきました。そして、行動療法をすすめるには、そのような、とてもこまやかな治療の「目」が随所に必要なのだと思ってきました。たとえば、この症例での例をひとつあげると、最初のところですがAさんは、一生懸命に食べ吐きの欲求に逆らおうとして苦しんでいました。この食べ吐きの欲求に逆らおうとすることは、食べ吐きをやめるという治療に向けての大切な自発している行動であります。そこを注目して大切にしました。その上で、その苦痛を軽くするために、目覚し時計のベルをならすことによって食べ吐きをしてよい時間を示すことにしました。食べ吐きの時間環境を構造化して、吐く時間をつくってそれをあきらかに示すことで、吐かない時間との区別ができやすくなり、苦痛に耐えやすくしたことになります。治療に向けての、すでに自発している行動を大切にしながら、その苦痛を軽くしたことになるのです。

この症例の経過のあちこちでこのような工夫をしながら治療をすすめていますが、そこをもう少し述べさせていただきます。食べ吐きに関しての緊迫感が少しずつ軽減してきて、その時間もかなり短

くなったとき、Aさんは自分から、「食べて吐かないようになりたい」という希望を表現するようになりました。そこまでの治療はこの希望が自発されるようにすすめたということでもあるのですが。このように、治療のなかで、治療に向けての自発的な行動が出現しやすいようにしながら、自発されたらすかさずそこに注目して、それをあらたに治療の目標としてとりあげて構成し、治療をすすめていることが治療の経過からおわかりいただけたのではないかと思います。できているところを見つけて、それを少し後押しするようにして治療として組み立て、生活しやすくし、これをくりかえしているということでしょうか。対人緊張の治療でも、食べ吐きの問題が少し改善されはじめて、それに伴うようにして対人緊張も少し軽快しはじめたとき、たとえば、Aさんが厚手のカーテンをときには少しだけ開けていることがあるようになったとき、それを持ち上げるようにして、対人恐怖の治療をはじめました。

そのときの治療の目標行動が自発するように準備しながら、わずかに自発しはじめているところをていねいに注意してすくいあげて、それを大切にほんの少しだけ後押しするようにして治療する、というところでしょうか。

(b) それぞれの治療対象に合わせて、適用できる治療技法をそれぞれに用いる。その技法はその人に合わせたその人用の方法にして用いる

この治療のなかではいくつもの技法を、単独で、あるいは同時に併用して用いています。この経過で用いた技法の名前をあげますと、たとえば、教示、構造化、セルフモニタリング、思考中断法、エ

キスポージャー、社会技術訓練、認知再構成法、など、いろいろな治療技法をそのときの治療対象ごとに、それぞれ用いています。そして、それらの技法のAさんに用いた実際の方法は、ここで述べたような方法になっています。たとえば、さきほど少し述べましたが、構造化という方法は、Aさんには先に述べたような方法、すなわち、食べ吐き開始の時間を時計の音で提示することで、食べ吐き行為をする時間環境を設定し、食べ吐きをしない時間と区別できる方法をとりました。教示はあちこちで用いていますが、Aさんがおこなうことがらを、具体的で簡潔に言葉で記述しました。はじめのうちは、せめて疲れないために食べ吐きの反省をしないようにするときには、「今はこれでよい」などと具体的に述べる言葉の内容も教示しています。思考中断法は、Aさんはスプレーを顔にかけることで、侵入してくる考えを止めるようにしました。人への恐怖場面のエキスポージャーは、たとえば、ベランダに出て花の世話をすることや、人の話し声を聴き続ける、などの方法になっています。このように、技法は、それぞれ、そのときのAさんに用いられる方法、すなわち、Aさん用の治療法にして用いています。

そのように技法を用いるためには、自分の臨床で用いやすい技法の原型とその変容機構をよく知っていることが必要であるということも、日常臨床で行動療法をすすめるさいに大切なところでしょう。

（c）治療の対象、方法、結果、をあきらかにさせながら治療をすすめる

これも行動療法をすすめるときの基本的な技術であると思います。治療をすすめるときは、そのときの治療の対象、そのために用いる治療方法、その結果、をいつもあきらかにさせながら治療をおこ

ないます。そのとき臨床にあげられた問題はどのようなことがらなのか、その問題のどこを、誰のなにを、いま治療の対象にするのか、それをどのような方向に向けて治療するのか、そのためにどのような方法をどのようにして用いるのかと仮説して、そしておこなって、その結果、問題のどこがどのように変化したのか、といつもあきらかにして治療をすすめます。治療の対象になっていることがらをあきらかにして、変容のための仮説を立て治療をおこなってみて、結果を吟味し、のような仮説検証をくりかえしながら治療をすすめるのが、行動療法での治療のすすめ方であると考えています。そして、これも患者との協同ですすめられるものでしょう。この症例でも、いつも、そのとき、なにを治療の対象にするのか、どのようにするのか、どうしたのか、その結果どのようになったのか、をあきらかにさせながら治療をすすめています。また、患者が生活のなかで自然におこなっていることも、この治療のながれにのせて治療法として構成しておこない、その効果をみています。このような治療の過程では、患者と治療者はいつも協同しており、いつも治療から等間隔のところにいます。こうしてすすめる治療の過程は、患者の自分理解や、自己制御の力を高めて治療意欲をださせ自信を強めることになります。このようなところも行動療法をすすめる大切な技術であると思っております。

それに、このように治療をすすめることは、治療者にとっても治療を迂闊にしないで丁寧に大切にすすめることでもあると考えています。

（d）治療をするというよりも、生活の仕方を学習するというスタンスで治療をすすめる

治療をすすめるときは、悪いところや困ったところを治すというよりも、少しでも苦痛が軽くなる

ように、生活しやすいように、その方向に向けての生活する技術を学習するという治療のすすめ方をします。行動療法は学習を主な手段にしているのですから、当然のことといえば当然なことなのですが。辛さを軽くするためには、辛さが少ない対処行動をさがして、それを学習できるよう援助して治療をすすめます。Aさんの治療でも、過食嘔吐を治療の対象にしてはいるのですが、過食嘔吐を止めるというよりも、苦痛が少ない食べ方や吐き方ができるようにという方向をあきらかにして治療をすすめました。また、抑うつ的な侵入してくる考えには積極的な考え方ができるような方向で治療していますし、対人恐怖には、人との関係がとれるような方向で治療しています。

このような、悪いからとか症状であるから治療するというよりも、苦痛の少ない生活の仕方を学習するという治療のすすめ方は、行動療法の臨床的で実用的な明るいよいところであると考えてまいりました。

四　おわりに

日常臨床における行動療法をすすめる技術について、これまで考えてきたことのいくつかを述べさせていただきました。お聴きいただきました方々の明日からの臨床実践に少しでもお役に立てるところがありましたら、それはとても嬉しくありがたいことでございます。

ご静聴ありがとうございました。

第Ⅰ部　行動療法理解の基本

第一章　行動療法を臨床のはしばしで用いるための行動療法理解

行動療法という治療法を、臨床のあちこちで自由自在に用いるように理解するには、ひとまず、行動療法から精神療法というイメージや思い入れを外して、そこから自由になってみることが役に立つかもしれない。というのはわたくし自身も最初はそうだったし、そのあと人から聞く疑問やときには批判は、ほとんどが、この思い入れによる視点の固着から生じたと思えるものであった。行動療法の真の理解や納得は、これはそのあとの認知行動療法という、少し柔らかな名称をもってきたにしても、ひとまず従来の精神療法のイメージから自由になるところから、日常的に自在につかえる行動療法の理解ができるのではないかと思う。また、精神療法としての行動療法の真の納得もそこからはじまるのではないかと思う。

一　行動療法は大病理理論や大人間理論をもっていない

行動療法は、精神療法のほとんどがそうであるようには、大病理理論や大人間理論をもっていない。精神療法のほとんどの治療では、この大理論にしたがってその病理を解消したり昇華したりするという方向に向かって必然的にすすむ。しかし、行動療法はこのような定めをもってはいないのである。このことが、外から行動療法を精神療法として総論的にとらえることをとてもむずかしくさせていると思うし、また、このことの理解が行動療法をどんな臨床においても自由に用いるための第一歩であるとも思う。それに、このことは、最近でもなくなったわけではないと思うが、症状を治療するだけでその理由を治さないのではないのかという精神療法としては欠格になるような行動療法への疑問にも、間違って繋がっているのではないかと思う。もちろん、行動療法にもいくつかの病理理論があるにはある。たとえば、不安障害に関しては、行動療法はあきらかに不安に関する病理理論をもっている。そして、不安障害の行動療法はその病理の解消（これは後でまた、述べることになると思うが、エキスポージャーによる不安反応の解消）に向けて、それを中心にして必然性をもってすすめられる。しかし、このような病理理論は、ほかの精神療法の理論がそうであるようには、行動療法全体の基盤になるような大理論ではない。行動療法の一部分を説明しているにすぎない。

行動療法はこのような治療法であるから、治療の目的や必然性は、一部をのぞいては行動療法のなかに求められるものではない。行動療法の外、臨床の目的自体に求められるものである。臨床の目的は、少しでも苦痛を軽くする、少しでもよく生きやすくする、ことであろう。行動療法はその臨床の目的に向けて、方法として、奉仕するものであるとわたくしは考えてきた。この理解が行動療法を臨床の随所で用いるためにとても役に立つ。

二　行動療法の出現の仕方と、行動療法の定義の変遷

少し面倒な話になるのであるが、このことを理解しておくのも行動療法を自由に用いるために役に立つと思うので述べる。

行動療法は、ほかの精神療法とはまったく異なった出現の仕方をしながら精神療法のなかに入ってきた。なかに入ってきたというよりも、端っこに、それまでの精神療法に反論するようにして行動療法を主張しながら佇んでいた、というような入り方であったのではなかったかと思う。

話が少し逸れるが、わたくしが行動療法の勉強をはじめたのは一九六九年であったが、この年は行動療法がまとまった治療法として出現してからすでに一〇年を経過したときであったし、また、行動療法の理論の展開についていえば、バンデューラ Bandula A が『Principles of Behavior Modification』を出版し、行動変容における「Symbolic Control」の重要性を説き、社会学習理論という新たな理論枠を、それまでの行動療法の理論に追加した年でもあった。また、わたくしが当時勉強していたの

は、行動療法の始祖の一人であるウォルピ Wolpe J 教授の行動療法研究所（The Institute of Behavior Therapy）であり、当時の行動療法の臨床研究のメッカのようなところであった。そこにはよく著名な行動療法家や、教科書に名前がのっているような高名な精神療法家が訪問され（今日はこの先生に会ったと教科書に印をつけたりしていたものであるが）、わたくしたち研修生に講義をされたりなど、来訪者も後を絶たず精力的な華やいだ雰囲気があるところであった。しかし、そのような雰囲気であったにもかかわらず、わたくしは、行動療法は周りを熱狂的にまきこんでいくといった雰囲気で主張されているわけではないとよく感じていた。むしろ、律儀な主張のように感じられていた。ウォルピ教授の講演や講義にもよくお供をしたのであるが、そんなときにはとくにそれを感じていた。それはウォルピ教授の少し地味な訥々とした、理論的な話し方のせいも多分にあっただろうが、やはり、行動療法という精神療法の特徴がそのような雰囲気をつくっているのではないかと思っていた。

行動療法は、精神療法としては独特の出現の仕方をしている。精神療法は、典型的には精神分析療法にしても、あるいは日本の森田療法にしてもなんにしても、その治療法の始祖になる臨床家の、長年の臨床経験が熟成され精緻に理論化されて完成された病理理論にもとづく治療理論、精神療法として出現している。ところが、行動療法はこのような出現の仕方とはまったく異なった出現の仕方をしている。

行動療法という名称が現在の行動療法との関連をもって最初に用いられたのは、一九五四年に報告されたスキナー Skinner BF らによる論文「Studies in behavior therapy. States reports II & III（Office of naval res.）」においてである。この研究は精神病患者の行動特徴の分析とその変容の行動分析研究であり、この研究はアメリカでおこなわれたものであった。

その五年後の一九五九年にロンドン大学のアイゼンク Eysenck HJ が「Learning theory and behavior therapy」の論文をあらわし、そのなかで、行動療法という呼称を精神療法と対比させて、共通した性質をもつまとまりがある治療法として提唱している。そしてその背景には従来の精神療法の効果にたいする調査研究をもとにした強い疑問があったのである。彼はこの論文のなかで、神経症の治療は無意識の力動の統制ではなく、検証可能な演繹にもとづく学習の理論によるべきであると主張して、行動療法を「実験によって裏付けられた学習の諸原理に基づくすべての行動修正法」であると定義している。ここでの「行動」は「無意識」と対比して用いられている（「行動」の用語がこの意味で用いられないことによる混乱も少なくないので、この用語についてはまた他のところで説明したいと思う）。

そしてその代表的な治療法のひとつとして、まったく独自に南アフリカでおこなわれていたウォルピの「心理療法的効果の主要な基礎のひとつとしての逆制止（一九五四）」（この研究は一九五八年に『Psychotherapy by Reciprocal Inhibition』として出版された）を強く推挙している。アイゼンクはその翌年には『Behavior Therapy And The Neuroses』を編集しているが（このなかにいま述べたLearning theory and behavior therapy の論文も収められている）、この本のなかには、前記のウォルピの論文のほかに、行動療法の理論的基礎に関するいくつかの論文や、恐怖症や吃音や強迫症状、精神病患者の恐怖症状、気管支喘息、吃音、チック、ヒステリー性失声・感覚喪失・全聾・頻尿、皮膚炎、アルコール中毒、フェティシズム、同性愛、書痙、夜尿症、などの治療研究や実験的事例研究、が収められている。さらに、この本のなかには、一九二〇年代のワトソン Watson JB らの情動条件反応やジョーンズ Jones MC の子どもの恐怖などについての古典的学習実験や変容実験や理論的な論文も収められている。

行動療法は、このように、ほかの精神療法とは異なる出現の仕方をしており、一人の始祖による臨床の知恵から生まれ出た病理理論や人間理論をもとにした、まとまった精神療法として展開されている精神療法ではないのである。行動療法は、それぞれに独立した複数の起源をもっており、それらの行動療法は、方法も対象も時期も場所も理論的背景もそれぞれに異なっていたのである。スキナーらの研究の背景になっている理論は応用行動分析理論という学習の理論であったし、アイゼンクやウォルピの理論は新行動S－R仲介理論という理論枠に属する理論背景をもっていた。このようにして出現した行動療法に共通したことがらをキーワード風に述べてみると、学習、検証、方法、臨床、のようになるのだろうか。

そのようなところから考えると、行動療法は、学習に関する研究の方法や結果や理論の臨床応用として出発したといえる。そして、そののちも、行動療法は臨床の要請に応じることで、その方法や理論や対象を追加し拡大させながら展開し続けているような治療法であるということができる。

行動療法という呼称すらも、行動療法の出現のごく初期のころから疑問や反対があり、行動修正（変容）法、行動工学、行動精神療法、など、少しずつ主張しているところを異ならせて用いられてきた。現在では認知行動療法（あるいは認知－行動療法）とよばれることが多くなっている。そして、当然のように行動療法の定義も拡大してきている。たとえば、一九七八年にウィルソン Wilson GT は、行動療法を「人間の問題を記述したり治療したり対処したりするための方法論的な約束事としての、行動科学からひきだされた知識を系統的に利用するものである」と定義している。学習を手段にはしているが、もはや学習理論の学習に限定されているわけではない。さらに、アメリカ行動療法学会（AABT）の機関誌である「Behavior Therapy」の近年の表紙のサブタイトルには「An International Journal Devoted in the Application of Behavioral and Cognitive Science to Clinical Problems」と洋々と表現されている。もともと、治療法の定義としてはわかり難かった行動療法の定義はますます膨大してきているのである。

しかし、行動療法の定義のなかに最初からずっと一貫している主張がある。それは行動療法を方法として定義しているところである。

三　行動療法を方法の体系としてみる

わたくしはこれまで行動療法を方法の体系であると述べてきた。行動療法は、臨床にあげられている問題を把握し評価し、臨床の目的に向けてそれを援助し変容する方法の体系である、と理解して治療をおこなってきた。精神療法はどのような治療法でも、治療の実際から端的に表現すれば、どのようにみるのか、どのようにするのか、というところで、その治療法を説明することもできるだろう。その点では行動療法もほかの精神療法も同じであるといえるだろう。しかし、ほかの精神療法は、どのようにみるのか、どのようにするのか、ということのなかに、すでに、それぞれの精神療法ごとにそれぞれの意味をもっているものである。ところが、行動療法は、どのようにみるのか、どのようにするのか、という方法があるだけで、ごく一部を除いてはその方法自体のなかに精神療法としての意味をもっているわけではない。行動療法では、それらの方法をその臨床での精神療法の必要性に応じながら用いて治療して、はじめてそれらの方法が精神療法としての価値をもってくる。行動療法はそのような治療法なのである。序章においても、そのことを少しだけ述べている。

行動療法をこのように理解すると、行動療法は臨床の至るところで用いられるということがよくわかる。行動療法の方法はほかの精神療法の過程でも役に立つところがあるだろうし、また、精神科臨床や心理臨床以外にも、臨床のはしばしにおいて役立たせることができる。服薬や受療などの療養そのものにも行動療法の方法は役に立っている。行動療法の方法は、精神療法が要請されているところでその要請に応じた用い方をすれば行動療法という精神療法になっていくし、リハビリテーションの領域で用いれば身体リハビリテーション法や認知リハビリテーション法になるし、予防医学や健康医学の領域で用いればライフスタイル療法になっていく。行動療法は臨床で用いる前には単なる方法の集まりにすぎなかったものが、臨床を通すことでそれぞれの意味をもつ治療法になっていく。行動療法はそのような治療法である。

第二章　行動療法を構成している技法と理論

方法の体系としての行動療法を構成している技法や理論について述べる。しかし、ここでは、行動療法の全体の構造を示すことを目的としたいので、技法（基礎的技法や治療法や治療プログラム）や理論などの具体的な説明は、また、第II部で改めておこなうことにして、ここではそれらの名称だけを述べるにとどめる。そのため読みづらいところがあるかもしれない。

一　技法とその展開

行動療法は実に多くの、そしてますます増え続けている技法をもっている。一九八五年にベラック Bellack AS とハーセン Hersen M が『Dictionary of Behavior Therapy Techniques』を編集しているが、このなかには一五八の「Techniques」の説明がなされている。ここには、たとえば、教示、刺激統制、構造化、エクスポージャー、強化、モデリング、モニタリング、プロンプティング、のような、ひとつの学習の理論と密接に関連した、また、治療の過程のどこにでも用いるような基礎技法から、認知再構成法や怒りのコントロール法や問題解決訓練法や、社会技術訓練、親訓練、などのように、明確な目的に向けて、いくつもの基礎技法が組み合わされて、治療法や治療プログラムになっているような技法から、また、系統的脱感作法や認知療法のように、病理理論をもとにして、いくつもの技法から構成された独立した治療法として主張されている技法まで、治療法としていろいろな構成の段階をもった技法が、幅広く収録されている。この本の序文で、編集者は「一九六〇年代の行動療法家にとっては、技法について正確に記述することはそんなに困難なことではなかった。……この事情は二〇年の間に劇的に変化していった。……多数の新しい方法の開発や、すでにある技法の修正や発展を鼓舞しながら幾何学的に増大してきた。……」と述べている。

確かにその通りであろう。そしてそれからまたすでに二〇年もたった。この間も行動療法の技法は増加発展し続けてきたといえる。とくに、この二〇年間にはいろいろな治療プログラムが提案されており、日常的に用いられるようになってきている。たとえば、不安障害の各病型毎のそれぞれの治療プログラム、注意欠陥多動児や発達障害児の親訓練プログラム、境界性人格障害の治療プログラム、摂食障害の種々の治療プログラム、統合失調症のリハビリテーションプログラムとしてのＳＳＴ、など、多い。

しかし、このような技法の増加発展が、まったく新しい理論にもとづくまったく新しい基礎技法がつぎつぎに出現していることによるというわけではない。行動療法が臨床の要請に応じようとする過程で、もともとある基礎技法のある部分が拡大されて新しい技法になったり、それまでの複数の技法がその臨床の要請に合わせて複合されて新しい技法名を名乗るようになったり、さらに、特定の対象に対していくつもの技法が構造化されて治療プログラムとして提案されて独立した治療法となったりすることで、技法が増大してきているところが多い。行動療法が臨床の要請に応じることで行動療法自体が発展進化してきているのである。こんなところが方法としてある行動療法の特徴であろう。

考えてみると、ある技法を用いるとき、あらかじめ定められた条件下で定められたようにおこなう実験治療でもないかぎり、その用い方の細部はその臨床ごとに特有であるはずで、まったく同じに用いられるものではないだろう。このことは前章でも少しふれた。また、治療の経過によっても経過の段階で同じ技法でも用い方が少しずつ異なることが少なくない。このように、同じ技法を用いていても、そのときのその臨床ごとの使い方をしているので、臨床ではいつも新しい方法が生み出されているといっても間違いではないだろう。そして、その方法があらたに新しい治療法として名づけられ独立した技法になっていくこともよくあることである。行動療法の技法は組み立てが明確になっているので、このような技法の展開が可能であり、実際臨床のなかで、その必要性に応じていく過程が、技法や治療法を生み出すことにもなっている。そして、それが行動療法の発展につながっているのである。

二　基礎技法と理論

基礎的な技法の一部の名前とその理論枠について簡単に述べる。

現在、行動療法の理論枠は四つに大別されている。そのうちの、二つは行動療法の出発のときからあった理論枠である。ひとつは新行動S－R理論とよばれる理論である。この理論枠は、不安の学習とその動因をもとにした神経症（不安障害）の病理理論をもっており、その理論にもとづいた、不安の治療技法がこの理論枠の技法の中心になっている。系統的脱感作法をはじめとして、この技法を基にして発展してきた、いろいろなエクスポージャーの方法、曝露反応妨害法などの、不安障害の行動療法の中心になっている治療技法をもっている。行動療法の不安障害の治療法はこの理論枠のなかの方法が基になって展開されてきている。

行動療法の出発のときからあったもうひとつの理論枠は応用行動分析理論である。この理論枠は行動の分析記述の理論枠であり、行動療法をおこなうときの基礎になる技法をたくさんもっている。わたくしは、よく、どれかひとつの理論枠だけを勉強しようと思うのであればこの理論枠の考え方と技術を覚えるとよいとすすめてきた。この理論枠のなかの技法は、行動療法での問題を把握するときの基本的な枠組みである対象の分析把握認識の技術をはじめ、治療をすすめやすくするための方法やヒントを与えてくれる技法を多くもっている。刺激－反応分析、構造化、強化、教示、課題分析、刺激統制、プロンプティングなど多い。

行動療法はこの二つの理論枠をもって出発したのであるが、前にも述べたように、その一〇年後の一九六九年に、もうひとつの新しい理論枠、社会学習理論が提案された。この理論枠には、学習における期待や予測などの認知、象徴過程の重要性が主張されて理論化され技法化されている。モデリング、セルフモニタリング、セルフコントロールなどの技法をもっている。これらの技法も、治療のあちこちで用いられる。この社会学習理論が提案されてから、少しずつ認知行動療法という呼び名が行動療法のなかで使われるようになってきた。

認知行動療法の理論枠は、それまでの三つの理論枠と違って、ある時点からひとつの理論の出現をもとにして出発し発展してきたというようなまとまりのある出発をしたものではない。一九七〇年の半ばころから、それまで行動療法の、たとえば、新行動S－R理論のなかに入れられていた技法、思考中断法や内潜条件づけ、思考修正法などの、思考や言語・認知行動を対象にしていた技法や、また、新しく出現していた認知再構成法などが、それまで行動療法の外にあった認知療法とともに、認知行動療法としてひとつの理論枠のなかにまとめられるようになってきた。認知療法が行動療法に参加した時期はよくわからないが、一九八四年に現在の世界行動療法・認知療法学会の前身である世界行動療法学会がはじめてワシントンでおこなわれた。わたくしも出席したが、そのときすでに認知療法の提唱者であるベック Beck AT が認知療法のワークショップをこの学会でおこなっていた。この理論枠には、現在のところ、言語・認知行動を対象にした学習技法が集められている。

三　臨床実際と技法と、精神療法としての構成

治療の実際では、いままで述べてきたような技法をあれやこれや用いて、（実際臨床では参考にしながらという表現が近いが）治療したり援助したりする。そのときひとつの技法だけで治療することはほとんどない。ひとつの治療過程で異なる理論枠のなかのいくつかの技法を用いていることが多いし、また、それらを同時に用いていることも少なくない。たとえば、エクスポージャーをしながら、同時に、その効果のセルフモニタリングをしながら、そこに認知修正法を追加して治療をすすめることなどはよくおこなっていることである。治療法や治療プログラムはこのような技法の用い方をまとめてひとつの治療法として提案しているものであるといえる。このような臨床実際からみると、異なる理論枠はその是非を競うようなことはできないことがよくわかる。

そのようなところから、わたくしは行動療法の技法を、理論枠をはずして、臨床技術として二分してまとめることで、行動療法を精神療法としてわかりやすく再構成することができるのではないかと考えてきた。このことについては序章にも述べたところであるので、ここでは簡単に形だけを述べる。わたくしはそこで、精神療法の技術は、どのようにみるのか、どのようにするのか、というところでとらえることもできるだろうと述べた。そこから行動療法をみると、行動療法を構成する技術を二つに分けることができる。すなわちそのひとつは、対象を認識把握する技術であり、もうひとつは変容する技術である。認識把握技術は、いわゆる刺激－反応分析技術を基にするものであり、具体的な、

循環的な、動的な、問題の把握を可能にする技術である。もうひとつの変容技術のなかには基礎技法から治療法から治療プログラムまである。そして臨床実際では、この二つの技術にくわえて、二つの技術をその臨床の必要性に適用させる臨床適用技術が必要になる。この技術もつまるところ把握技術と変容技術の二つの技術と異なるものではないだろうが、しかし、それらをとりだして自覚し、あらたな技術として記述できるようにすることが必要であると考えてきた。そしてそのような臨床実践が、さらに新しい技法を生むことにもなる。これは、先の技法の展開のところで述べたことと同じことになるが、行動療法臨床ではこれがくりかえされすすんでいくのだと思う。

方法の体系としてある行動療法を、このように構成してみると、行動療法は学習を主な手段にした精神療法である、と説明することができるのではないかと考えている。

第Ⅱ部　技法を知る

第一章　技法・変容技術1

一　臨床実際と基礎技法

行動療法には実にたくさんの技法がある。そして、行動療法で技法とよぶとき、技法には治療法としてのまとまりの程度が異なったものを含んでいるのである。治療の過程のどこにおいても用いられているような、いわゆる基礎技法から、ある臨床の目的に向けて、いくつもの基礎技法が組み合わされて治療法や治療プログラムとして構成されて独立した治療法になっている技法や、はじめから独自の病理理論をもとにして完成された治療法として提案された技法まで、治療法としての完成度が異なるものを、それぞれ同じように技法とよんでいることが多い。

日常的な臨床の実際では、その経過で、そのときそのときの治療対象行動に応じて基礎技法をそれぞれ選んで用いるし、ときには効果を高めるためにほかの基礎技法を同時に用いることもよくすることである。ひとつの治療の経過のなかで複数の基礎技法が用いられるのがほとんどであり、それらの技法の理論的背景が異なっていることも少なくない（序章で述べた症例にも、そのような技法の用い方を示した)。また、治療プログラムにしたがって治療をおこなうときでも、もちろん、治療の経過にそって治療の対象は変わるし、治療プログラムには、そのときそのときの治療対象に応じて、それぞれに基礎技法が準備され、用いるようになっている。さらに、そのような治療プログラムにしたがって治療しているときでも、実際の治療の細部では、統制された実験的治療でもないかぎり治療をすすめやすくするために、治療プログラムには記述されていない他の技法のあれやこれやを援用しながら治療をすすめていることも少なくないであろう。

このように行動療法の治療の実際では、ほとんどの場合、複数の基礎技法が理論枠を超えて、同時に、あるいは時を異ならせて、ひとつの臨床経過のなかで用いられている。いろいろな基礎技法を、随所に、入れ籠のようにして用いながら治療はすすめられるのである。

行動療法の技法の用い方や治療の実際にはこのような特徴があるので、雑多な臨床に応じて行動療法を自由に役立つように用いるためには、基礎技法を、とくに自分の臨床に関連の強い基礎技法を、まず、技術として、理解して用いることができるようになることが必要であると思う。そうすることで、技法をその臨床に応じて、そして応じた形で、臨機応変に用いることができるようになると思うし、そうなると、さらに技法自体が問題をみる視点にもなり得て、それが問題の把握や理解をさらにすすめることにもなり、治療をすすめやすくするのである。

二　基礎技法と理論枠

ここでは基礎技法のうち、用いられることの多い技法の名前をあげ、そのうちのいくつかについて説明する。基礎技法はそれぞれがひとつの理論枠に対応しているので理論枠でまとめて述べる。

新行動S－R理論を背景にしている基礎技法は不安恐怖に対する治療技法が多く、これらの技法は不安障害の行動療法の中核をなしている。このなかの代表的な技法には、系統的脱感作法、エクスポージャー、曝露反応妨害法、があり、それらについて説明する。このなかで系統的脱感作法はここまでに説明してきたような意味での基礎技法とはいえない。系統的脱感作法は病理理論に基づいた独立した治療法であり、はじめから完成された治療法として提案されたものである。また、この治療法は行動療法のなかで、構成された、いわゆる、治療プログラムをもった最初の治療法でもある。しかし、現在ではもっと簡便なほかのエクスポージャーの方法がこの治療法に代わって用いられていることが多い。そのような系統的脱感作法をここでとりあげて説明したいのは、この治療法がそののちの不安障害の、不安障害に限らないが、行動療法の発展に欠かせない役割を果たしているからである。

応用行動分析理論枠に入る技法は、ほとんどが基礎技法である。そしてそれらは行動療法実践の基礎をなしているといっても過言ではない。わたくしはよくどれかひとつだけの理論枠を覚えるのであればこの理論枠にある技法を覚えるとよいと言っているのはそのような理由からである。これらの技法は、行動療法に限らず日常臨床のはしばしで、問題を把握し解決方法を考え、それをおこなうときに役に立つところが多い。課題分析、構造化、刺激統制、教示、強化の諸技法、プロンプト、シェーピング、チェイニング、トークンエコノミーなどがある。また、刺激反応分析もこの理論枠に入れられている技法であるが、これは章を変えて、あらためて対象認識把握技術として述べる。

社会学習理論枠の基礎技法には、モデリング、セルフコントロール、セルフモニタリングなどがあり、これらの技法も日常臨床のいたるところで用いられている技法である。

認知行動療法理論枠にも多くの技法が入れられているが、技法は基礎技法というより、ほかの理論枠の技法を含めて治療法として構成されているものがほとんどである。問題解決訓練法、認知療法などもこのなかに入れられている。また、基礎技法としては、それまで新行動S－R理論のなかに入れられていた、思考・認知行動を対象にした技法、たとえば、思考中断法、思考修正法などもある。

三　基礎技法1

（一）系統的脱感作法

前章にも述べているように、この治療法はウォルピによって「逆制止による精神療法（Psycho-therapy by reciprocal inhibition）」として独自に提唱されていたものを、行動療法が提唱されたとき、行動療法の主要な治療法のひとつとして行動療法のなかに入れられた治療法である。この治療法は「不安と拮抗する反応を生じさせる方法を用いることによって不適応的な不安――反応習慣を徐々に弱めるための方法」であり、その過程は「反対条件づけ（逆制止）」であると説明されている。この方法は、①不安ハエラキーの作成、②深い筋肉弛緩の実施、③弛緩と、ハエラキー上の不安惹起刺激の想像による不安反応の拮抗作用、から構成されている。十分に筋肉弛緩訓練をおこなったあと弛緩状態にある患者に、あらかじめ作成していたハエラキー上の不安惹起刺激状況を、不安惹起力のもっとも少ない状況から、短時間（数秒）想像させることで不安を生じさせ、不安が生じなくなるまでそれをくりかえし、ハエラキーにそって段階的にこれをおこなう。それによって不安反応を軽快させる方法である。

このように説明するとこの治療法がとても無味乾燥な治療法のように思われがちであるが、わたくしは、行動療法はこの治療法をもっていたために当時の精神療法のなかに、なんとか受け入れられたのではないだろうかと、ウォルピ教授の治療に陪席して思ったものである。詳しい病歴のとりかた、深い筋肉弛緩、静かな脱感作過程、やさしい、暖かい、囲まれた雰囲気のなかで治療がすすむのであった。

(a) 不安ハエラキーの作成と自覚的不安尺度（SUD）

病歴の聴取から、苦痛の中心になっている特定の不安症状を具体的にとりだす。たとえば、人前で話すのが怖い、一人になるのが不安でおそろしい、人の視線が怖い、人込みのなかに入れない、乗り物にのれない、物に触れるのが怖い、不安で体を動かせない、物事を決めることができない、などのように、複雑な病歴のなかから、苦痛や問題とされていることの中心になっている不安をとりだす。

このような、問題はどのようなことなのかと焦点づけてとる病歴のとりかたは行動療法の特徴である。そして、それは行動療法に限らず、治療や援助という問題解決の視点からは、とても有用な問題の把握のしかたであると思う。また、問題とされていることをこの形で把握するためには、患者の述べていることをただ受け身に聞くだけでは不十分である。臨床の場を訪れなければならなくなっている患者の多くは、自分自身で何を恐怖し何が問題であるのかが漠然としていて具体化できにくくなっているることが多い。そのようなとき病歴をとる治療者の、患者の訴えを素材にした活発なイマジネーションにもとづくちょっとした質問が、患者に問題を具体化させやすくするし、結果としてハエラキーもつくりやすくする。

ハエラキーは、ひとつのテーマをもつ不安惹起状況を、不安惹起力の強さによって段階的に並べたものである。大体、一人にはひとつのテーマであることが多いが、いくつかある人もいる。そのときはいくつかのハエラキーをつくればよい。わたくしはこの考えかたに最初のうちは馴染めなかった。一人の人の問題はつきつめればひとつであろうと考えていたし、ひとつのハエラキーの不安反応が軽快するとほかの症状も軽快するものであると信じていた。しかし、実際は軽快することもあるが、複数のハエラキーが必要な人もいる。ウォルピ教授は、ときおり「この人は二つの神経症をもっている」などと表現されて、それにわたくしはびっくりしたものである。

不安惹起状況は、ほとんどの場合いくつかの因子をもっており、それが不安惹起力を変えているので、それを探す。簡単な例をあげて説明すると、たとえば、具体的な先端恐怖がテーマであるとき、尖った物体の性状によっても、その物体と患者の物理的な位置関係によっても、その物体が固定されているかどうかのような位置の安定度によっても、あるいは患者がどのような環境状況にいるかによっても、惹起される恐怖の程度が変わる。それらを組み合わせてハエラキーをつくる。まったくひとつの因子しかないときにはその強度でハエラキーをつくる。このようにするのは、不安に拮抗するために用いられる筋肉弛緩反応の抗不安効果は弱いので、不安惹起刺激も弱くなければ脱感作がおこないにくいからである。

これをおこなうとき、自覚的障害単位（以下ＳＵＤとする）を用いる。これは自覚的な不安・恐怖感を点数化したものである。まったく平静であると自覚されている状態を〇点、パニックと自覚されている状態を一〇〇点と仮に決めて、尺度とした点数である。そしてハエラキーの項目をこの点数で評価し、その項目を不安惹起力の弱い項目から強い項目へと順に並べたものが、実際に用いるハエラキーになる。項目間の点数の差は五〜一〇点（一〇〇〜〇のハエラキーの場合）くらいがよいと説明されているが、それは五〜一〇／一〇〇くらいの不安の量であれば脱感作ができるということである。

(b) 深い筋肉弛緩訓練

系統的脱感作法では、ジェイコブソン Jacobson E の漸進的筋肉弛緩法（原型はこの弛緩法だけで治療法として報告されているもので、一〇〇回以上におよぶ弛緩訓練をおこなうものである）を簡略にした方法が用いられている。数セッションからせいぜい五〜六回のセッションで筋肉弛緩訓練をおこなう。ウォルピは、首・顔部の筋肉弛緩ができればSUD上で十分な落ち着きが得られることが多いと主張している。わたくしも、ほとんどの場合、両腕と顔、首、肩までの筋肉弛緩訓練だけで脱感作には十分の弛緩が得られるのでそのようにしてきた。弛緩訓練は、訓練対象になっている筋肉群をまず十分に力を入れることで緊張させ、その筋肉の緊張感を自覚してもらい、そのあと、徐々に力をとってもらい、そこで生じてくる弛緩感の変化を自覚できるよう注意を向けるように、静かなゆっくりとした落ち着いた声で指示する。この筋肉の緊張と弛緩を交互におこないながらの訓練を患者が十分な弛緩感が得られるまでくりかえす。弛緩した状態はおおよそは外からわかるものである。弛緩した患者はどっしりとして、落ち着き、身動きせず、目を閉じ、ゆっくりと呼吸するようになる。また、いちど十分に弛緩した患者は、そのあとの脱感作治療では、弛緩するようにという指示だけで弛緩ができることも少なくない。

原型では筋肉弛緩法を用いるが、ここでは不安反応に拮抗する反応を患者にもたらすことが目的であるので、筋肉弛緩の代わりに自律訓練法なども用いられるし、筋肉弛緩ができない子どもには、ほかの、たとえば、強い力をもっている物語のヒーローになってみることで不安反応を制止させる方法などが用いられている。主張訓練もこの流れのなかから発展した技法であるが、系統的脱感作法からの新しい技法や治療法や行動療法への貢献については後でまとめて述べる。

(c) 脱感作

十分に弛緩している患者に、ハエラキー項目のもっとも不安惹起力の小さな項目を想像してもらい、想像が十分にできたら、あらかじめ決めていたような、指を少しだけあげるなどの方法で合図をしてもらい、それから数秒そのまま想像を続けてもらったあと想像を止めるように告げ、想像によってどの程度の不安を感じたかをSUDで答えてもらう。そのあと再び弛緩の指示をして再び弛緩の状態におき、そのあと、また、同じように想像するように指示をする。これを患者がその項目で不安を感じなくなるまでくりかえす。そのあと、つぎの不安惹起力の強い項目に移り、その項目について同じことをくりかえし、脱感作の最後の項目である、もっとも不安の強い項目までこれを順におこなう。症例にもよるが、一回の脱感作で一〜二項目しか脱感作できないことが多い。時間を要する治療法なのである。

(d) 系統的脱感作法が行動療法にあたえた影響

現在、行動療法の不安障害の治療プログラムのなかでは、系統的脱感作法は恐怖症の治療法にとどまっている。しかし、この治療法は行動療法のいろいろな技法や治療法に影響をあたえてきたので、それについて少し述べる。

まず、系統的脱感作法から直接的にいくつかの変法がつくられている。たとえば、セルフコントロール脱感作法や、カバートリハーサル、現実脱感作法、などがある。これらは、系統的脱感作法の構成要素の一部を必要にあわせて変えている技法である。たとえば、現実脱感作はイメージ刺激の代わりに実際刺激を用いるものであるし、カバートリハーサルは恐怖や緊張をともなう新しい行動、たとえば挨拶などを学習するさいに、想像でそれをおこなうことで恐怖を減じて新しい行動が実行できるようにするものである。社会技術訓練ではよく用いられる技術である。このような変法は系統的脱感作法の限られた応用ではあるが、系統的脱感作法は構造も変容のメカニズムもあきらかであることが柔軟な応用を可能にしている。

治療法の構造があきらかであることは治療法の発展につながる。系統的脱感作法では筋肉弛緩法は不安に拮抗する反応として用いられている。しかし不安に拮抗する反応は筋肉弛緩に限らない。ウォルピは、筋肉弛緩に代わりうる、不安に拮抗するいくつかの反応をあげているが、そのひとつに主張反応をあげて、主張訓練を系統的脱感作法のなかに位置づけて説明し実践している。ウォルピの用いた主張訓練はSalter A教授（ウォルピ教授の紹介で三五年前にアメリカの条件反射学会でお会いしたことがあるが、強い度の眼鏡をかけた小柄な、もう老人であったが、とても人なつこく無邪気な雰囲気があり、楽しげな主張訓練を想像したものである）の方法をもとにしている。視線、声、姿勢などの主張行動の運動の部分も、挨拶や自分の意見を述べたり、人をほめたりなど、の主張行動の内容の部分も訓練課題になっている。これは現在のアサーショントレーニングや社会技術訓練のもとをつくっているのである。

考え方の修正、という技法も系統的脱感作法のなかで主張された技法である。系統的脱感作法での不安刺激へのエクスポージャーは、患者がその不安が不合理であるとわかっているときに効果があるものである。不安障害でも長期に障害の状態にあるとき不合理感はあいまいになっていることが多い。そのようなときに、脱感作をおこなう前段階としてよくおこなわれていた。病的なとらえかたを、修正する必要があり修正対象という位置におき、そう考える根拠を探したり、考えかたを提示したり、考えることを試みたり、その結果を吟味したりなどの方法がとられていたが、現在の認知再構成法に近いものであったようだ。

系統的脱感作法のハエラキーをつくる技術もその考え方も、それにしたがって治療をすすめる方向も、漸次的接近の方法をもっている。漸次的接近の方法は、行動の小さな部分を少しずつ強化して、大きな行動にしていく応用行動分析理論のなかに入る基礎技法のひとつであるが、系統的脱感作は、この方法を、行動療法臨床に持ち込んだことになり、そののちの行動療法のひとつの特徴である、漸次的な治療の方向をつくったといえる。

また、系統的脱感作法では自覚的障害という概念と、その単位という具体把握の方法が用いられている。そののち行動療法は認知過程への関心が高まり新しい技法や理論が出現し発展してきているが、行動療法の始祖的技法である系統的脱感作法は、すでにこの考えと方法をもっていたのである。このSUDは、現在にいたるまで行動療法臨床のいたるところで日常的に用いられるようになっている。SUDは不安障害の治療ではもちろんのこと、たとえば、ストレスコントロールのさいのストレス刺激を探すときに、生活の状況への不安反応を状況ごとにSUDで記録してもらうことが多いし、認知修正のさいも認知反応の評価をＳＵＤでおこなう、など行動療法臨床には日常的に欠かせない方法となっている。

また、系統的脱感作法が基になってエクスポージャーの研究がすすんだが、エクスポージャーは現在の不安障害の行動療法の中心の技法になっている。

（二）エクスポージャー（プロロングトエクスポージャー）

系統的脱感作法が用いられるようになって、この治療法についての研究がさかんにおこなわれるようになった。そのなかでも効果と効果要因の研究がさかんにおこなわれた。一九六〇年代後半から七〇年前半にかけてのことである。たとえば、ハエラキーが繊細で段階的であることの必要性、筋肉弛緩反応の必要性、刺激提示の時間、などをテーマにした研究がさかんにおこなわれた。その結果、もし不安惹起刺激が長時間提示されるのであれば、不安刺激状況は系統的脱感作法で用いるようなごく弱い反応しか起こさない状況である必要がないこと、またそのとき筋肉弛緩などの不安に拮抗する反応も必要でないことが証明され主張されるようになった。そしてこのような条件をもつ治療法をエクスポージャー（あるいはプロロングトエクスポージャー）またはフラッディングと呼ぶようになった。最近では単にエクスポージャーと呼んでいることが多い。また、このような治療法の研究がさかんにおこなわれていたころ、スタンプル Stampfl TG によって、非常に強い刺激状況（力動的葛藤状況と関連づけられて説明されている）への曝露による恐怖の覚醒が恐怖の消去を促すという考えのもとにインプロージョン療法が提案されたが、この方法は多くの場合禁忌であることがわかり、まもなく行動療法臨床からは消えた。しかし、比較的最近まで、わたくしは行動療法の外からよく、エクスポージャーでは強いおそろしい恐怖刺激に対面させるのではないのかという質問を受けることがまれではなかった。インプロージョン療法はエクスポージャーとは理論も実際もまったく異なるものである。

エクスポージャーを治療法としておおまかに説明すると、不安を生じさせている刺激状況に実際ででもイメージででも直面してその状況を体験することで、その状況を不安でなく体験できるようになる過程をもっている治療法であるといえるだろう。エクスポージャーはおおよそつぎのようにしておこなう。まず、病歴から不安症状をとりだし、その症状の刺激反応分析をおこなう。すなわち具体的な不安症状と、それが引き起こされる具体的な刺激状況と、その関連のしかたをあきらかにする。ついで、刺激状況のハエラキーをつくる。しかし、この場合のハエラキーは系統的脱感作法の場合ほどに細やかな段階づけは必要ではない。それはプロロングトエクスポージャーでは脱感作よりもやや強い不安反応の制止が期待できるからである。それでも、やはり、ハエラキーのはじめの項目は、そのときの患者に可能な不安の軽い状況をさがして項目づくりをすることが必要である。項目は患者とともに探しながらつくる。ついで、ハエラキーにそってエクスポージャーをおこなう。一回のエクスポージャーは、原則として、その項目にある状況に不安がほとんど自覚されなくなるまで、それが困難であれば、あきらかに不安反応が軽快したことが患者にはっきりと自覚されるまで続けておこなって終える。そうすることが可能な時間が治療には必要になる。刺激状況へのエクスポージャーは系統的脱感作法と異なって、ほとんどの場合、実際刺激場面へのエクスポージャーである。理論的にはイメージ刺激でもよいしその報告もある。その場合は治療者が刺激状況をずっと言葉で表現することで患者にイメージを喚起させ続けることが多いのであるが、実際には長時間のイメージでの刺激状況への直面はむずかしいことの方が多い。このようなエクスポージャーをくりかえし、ひとつの項目での不安が消失すれば次の項目にすすむ。

不安障害の行動療法は、このようなエクスポージャーが基本の治療技法になって、それにほかの治療技法も加えておこなわれている。行動療法では現在、不安障害の類型ごとに治療プログラムが提案されている。治療プログラムの概略を述べると、パニック発作・広場恐怖には、エクスポージャーと不安対処法と認知再構成法。特定の恐怖症には、系統的脱感作法。社会恐怖には、エクスポージャーと認知再構成法と社会技術訓練（とくに主張訓練）。強迫性障害には、曝露反応妨害法（エクスポージャーと反応妨害法）。外傷後ストレス障害には、エクスポージャーと認知再構成法。全般性不安障害には筋肉弛緩法などの不安対処法と認知再構成法、を主な技法として治療プログラムは構成されている。

（三）曝露反応妨害法（エクスポージャーと反応妨害法、Exp ＋ Rp）

問題が強迫症状であるとき、エクスポージャーの方法だけでは効果が得られにくい。どうしても不不安刺激状況からの回避行動（すなわち強迫行為――これには運動行動だけではなくイメージや言語での回避行動もある）が生じて、エクスポージャーが実際にはおこなえずに効果が得られないのである。したがって効果を得るためには、この回避行動を防止する方法が必要になり、いわゆる反応妨害という考え方と実際の方法（反応妨害法と総称している）が考案されるようになった。一九六〇年の後半から七〇年の前半にかけてこの方法を用いた症例の報告がみられるようになり、七〇年代後半から八〇年代にかけて大規模の臨床研究が報告されるようになり、曝露反応妨害法は強迫性障害の効果をもつ治療法として認められるようになってきた。さらに、この治療法と薬物の効果との比較や併用効果についての研究もさかんにおこなわれるようになり、曝露反応妨害法は強迫性障害の治療法として確定したものになったのである。

曝露反応妨害法を端的に述べると、強迫症状を生じさせている状況（この状況には物理的な状況も内的な観念やイメージもあるが）に対面しながら（曝露）、そこで生じる強迫衝動や不安感や不快感をそのままにして、強迫行為をとらないようにする（反応妨害）方法である。これをおこなうために、さらにほかの行動療法のいろいろな技法も用いることになる。また、曝露反応妨害法をおこなうためには、丁寧な、生活や生活のなかで強迫症状がどのようにあるのかといった病歴や現在症の把握が必要である。さらに、患者が強迫症状を主体的に体験として自覚していることも治療をすすめるときには必要である。そのようなことが可能になるための治療者の面接技術が必要であるが、それらについてはまたほかのところで述べることになろう。

ここでは反応妨害の方法として用いることの多い技法について述べるにとどめる。反応妨害の方法としてもっとも頻繁に用いられているのは、教示という技法である。この技法は応用行動分析の理論枠にある基礎技法のひとつである。この技法は、目的とする行動が出現しやすいように環境刺激を準備する方法である。強迫行為をしないでおくということを患者ができるように、その反応が出現しやすいように、刺激を準備することである。たとえば「確かめたくなってもそのままにしておきましょう」などと治療者が伝えることも環境刺激を準備することになり、臨床実際ではこの方法を用いることが多い。十分に準備された状況では多くの場合、この方法でよいのである。それで効果がないときには、この方法に加えて、ハビットリバーサル、思考中断法、行動形成法、モデリング、セルフモニタリング、強化法、認知修正法、などのいろいろな基礎技法を用いて反応妨害をおこなう。その臨床において可能な方法を行動療法の基礎技法を参考にして、その患者ごとに患者用の方法をつくって治療しているというのが行動療法臨床の実際である。（二〇〇五年に出版された飯倉康郎氏の編集になる『強迫性障害の行動療法』には、いくつもの具体的な治療の実際例と理論的な説明があり、技法についても実際のところではどのように用いられているのかということがよくわかるように述べられている。参考になる。）

技法だけをとりだして述べるのは少し退屈なことではあるが、しかし、はじめのところで述べたように、技法をその臨床に応じて臨機応変に用いて役立たせるためには、技法を技術として使えるように知っていることが必要なので、これは仕方ないことだろう。ただ、行動療法の技法は、学習の仕方にすぎないので、日常的ではない名前がついていたりして難しそうにみえてはいても、わたくしたちの日常の生活のなかにあるものであり、少し考えてみればよく知っていて経験しているものである。したがって理解しやすいものではないかとも思う。

第二章　技法・変容技術2

基礎技法は治療とか治療法の部分をなしているものなので、技法だけをとりだしてそれを述べるのは隔靴掻痒の感じがしないでもない。読む側にとっても多分そうであるだろう。しかし、行動療法臨床はこれらの技法をもって、問題を把握し、治療の目標を立て、解決の方法を考え、それをおこなうのをくりかえしているのであるから、行動療法の習得にはその技法を知ることは欠かせないことである。それに、技法を知ることは問題をみる目を具体的にするとともに、みる目を増やすことにもつながる。そして、それは治療や援助に向いた問題の丁寧な把握に至るはずである。

本章では、応用行動分析理論枠のなかの基礎技法のいくつかについて説明する。

一　基礎技法2

この理論枠には多くの基礎技法があり、ここに述べる技法はその一部に過ぎない。また、行動療法での対象を把握する基礎技術である刺激反応分析もこの応用行動分析理論枠のなかにある技法であるが、これは対象認識把握技術のところで別に述べることにしてここでは述べない。

わたくしはよく、ひとつの理論の技法だけを覚えるのであれば、この理論枠のなかに入れられている技法を覚えるとよいとすすめてきた。それは、これらの技法が行動療法臨床の至るところで用いられるからである。それに、とくに行動療法と限らなくても、臨床の、本当に至るところでこれらの技法は役に立つからである。治療法としてはもちろんのことであるが、治療の周辺の、しかし、治療には欠かすことのできないことがら、たとえば、服薬や通院をしやすくすることにも、通院や入院生活を援助することにも、いろいろな相談を受けるさいにも、さらに治療過程の検討においても、そのような日常的でささいな、しかし臨床の大切な場面において、問題を把握したり援助したりするときに、これらの技法はいろいろなアイディアと実際の方法をもたらせてくれる。それは、この理論枠の技法が精神活動の記述をもとにして技術化されている技法であるからであろう。

（二）課題分析

もともとは、大きな行動を、それを構成している要素行動に分ける過程を課題分析という。目的としている大きな構成されている行動の学習がむずかしいときに、それを要素行動に分けて、学習がより容易な要素行動を学習できるようにすることで、大きな行動を学習しやすくする。たとえば、子どもが靴下を自分で履くとき、子どもは靴下を靴下と理解し、靴下を履こうと思い、靴下を手にとり、足指先が入るように靴下をまるめ、足を指先から靴下に入れ、靴下を上にあげる……のようないくつもの要素行動（これがむずかしければ、もっと細かな要素行動に分けることが必要になるが）ができて、それをその順にすることができて、はじめて靴下を履くという大きな意志行動ができる。靴下を履けない子どもに靴下を履くことを学習してもらうためには、靴下を履くというこのような一連の行動のどこはできて、どこができないかを把握して、できないところは、さらにもっと小さな要素行動に分けて、それをできるように援助して、靴下を履くというまとまった大きな行動ができるようにする。これはごく簡単な課題分析とそれにもとづいた援助の例である。

このような課題分析は、日々の臨床のなかであちこちで用いられているものである。たとえば、自主的な服薬がそのときの治療のテーマになっているとすると、自主的な服薬に至る一連の行動のどこが難しいのかを探してそこに焦点をあてて、そこをできるように援助する。そのためには、まず服薬行動の課題分析が必要になるのである。服薬ができるためには、患者が薬の必要性を自覚していて、服薬する方がよいと考えられていて、服薬しようと思って、そして服薬時間を覚えていて、薬を手元に置いて、水を探して……、そのような多くのことができて、はじめて、自分で薬をのむ、ということができるのである。服薬の援助や指導は、この課題分析をもとにして大きな一連の服薬行動の不足している部分の行動ができるように、そこに焦点をあてて、その焦点づけられた対象行動の変容にあった技法をそれぞれに用いて、そこを援助するということになる。そのとき用いられる技法はいろいろであり、たとえば、服薬の必要性の理解のところが援助の対象であれば、教示（八三頁）を用いたり、理解することのシェーピング（八六頁）をおこなったり、認知再構成法（次章）を用いたり、などいろいろな方法が用いられるだろう。服薬行動の持続のところが問題であるとすればモニタリング（次章）の方法が用いられるかもしれないし、あるいは服薬環境の構造化（八〇頁）の方法が役に立つかもしれない。通院の援助にしても同じことである。そのような援助を総合してプログラム化するとSSTのプログラムになるのだと思う。

課題分析という技法は、目標から現在をみて、現在にある問題をあきらかにさせる方法であるともいえるだろう。このような課題分析は、日々の臨床のあちこちで用いられているはずである。わたくしたちは、患者の訴えや苦痛を、治療や援助の方法を考えながら聞いていることがよくある。そのようなとき、課題分析をくりかえしていることが少なくない。この気分が少しよくなるには、このことが少しできるようになればよいのか、それができるためには……などのように、同時に治療のすすめ方を考えながら話を聞いていることが少なくない。臨床実際では、わたくしたちは課題分析と治療仮説を頭のなかでくりかえしながら面接をおこなっていることが多いのである。序章に述べた症例の治療の過程にもそのことを少し示したつもりである。

(二) 強化

強化は学習の重要な概念であり、方法である。ある反応が生じた場合、その結果がその反応の生じやすさを左右することを強化とよんでおり、その結果刺激（反応の結果の状況）を強化子とよび、またある反応が生じる状況を反応の弁別刺激とよんでいる。そして、その結果がある反応の生じる率（生じやすさ）を高めるときや、その結果が起こらないときに反応の生じやすさを低めると、その結果を、正の強化子、とよんでいる。また、逆の場合、すなわち、その結果があることが反応の生じやすさを低め、その結果がないことが反応の生じやすさを高めるときに、その結果刺激のことを、負の強化子、とよんでいる。強化子にはいろいろなことがらがありうる。強化子は一次性強化子と二次性強化子と分けて言いならわされている。一次性強化子は生来的に強化力のある無条件性の強化子で、たとえば食べ物などがある。二次性強化子は条件性の強化子で、人とのかかわりに関することがらや気持ちの満足につながる体験など学習されて強化力をもつようになったことがらがある。要はその人にとって強化力があるものが強化子になりうる。ときどき、褒めて強化した、というような記述をみることがあるが、褒められることが、その人にとって正の強化子になるとは限らないし、ほめ方によっては逆の負の強化子になることもある。そして、まったく変化を生じさせずに正の強化子にも負の強化子にもなりえないことも少なくない。

さらに、実際の結果だけではなく、結果を予測したり期待したりすることも、さらに、自分ができるという自信（自己効力感）や予測も強化子になりうる。また、ある行動のあとに、もっとそうしたいことを予定することも、ある行動の強化子になって（起こりやすい活動は起こりにくい活動の強化子になりうる。プレマックの原理とよばれてきた）その行動をとりやすくさせる。このような、強化における期待や予測などの認知行動の役割については、技法の次のグループである社会学習理論のなかでとりだして理論化されている。

強化は、わたくしたちの生活にとって日常的なことであるが、治療場面においても日常的に起こりうることである。たとえば、患者の述べていることなどに反応する治療者の言葉や態度や雰囲気は、そのときの患者の変化や気持ちの安定などの強化子になりうる。強化子になりうるような治療者の面接の技術が必要であるし、したがって強化の技術は治療や援助に欠かせない基礎的な技術であるといえるだろう。とくに、治療の経過で生じた患者の変化を見逃さないで、そのつどその変化に注意を示すことで強化をしていくことも、学習を手段にして治療をすすめている行動療法にとっては大切な治療技術になることである。

強化を積極的に技術化してとりいれている治療プログラムは少なくないが、そのひとつに、わたくしたちの、発達の障害がある子どもの母親を対象にした、母親が養育の技術を習得するための「お母さんの学習室」がある。このプログラムでは、母親が、障害に対応した理解や対応の仕方を、講義と、家庭で実際におこなってみることと、家庭での実際について個別のスーパービジョン、によって学習できるようになっている。学習室は一〇セッションからなっているが、そのなかの第四セッションが、「行動をふやすには」というテーマで強化についての学習にあてられている。そこでは、強化ということ、強化子、強化子の種類、強化のしかた、強化スケジュール（連続強化と間欠強化）、強化間隔の空けかた、トークン強化子、プレマックの原理、などが母親が学習することの主なテーマになっている。また、このプログラムでは、母親に、自分の子どもにとっての強化子を探すことが宿題としてだされるが、その宿題も、母親にあらためて子どものことをよくわかる機会のひとつになっているようだ。

子どもの治療や発達援助や教室援助のためのプログラムのなかに、タイムアウトという方法の習得が組まれていることが多い。「お母さんの学習室」のなかにもあるが、この方法は、激しく興奮している子どもを、一定の時間（数分くらいの短い時間）、興奮の強化事態がなにもない環境におくことで、興奮をおさめる方法である。強化事態がない環境は、なにも置いていない狭い部屋であったり、教室のなかではほかの子どもたちから離れたところに置いてある特定の椅子であったりするが、この方法はやみくもな強い興奮への対処の方法として、また、興奮を自分でコントロールする方法として、用いられている。タイムアウトは静かに穏やかにおこなうことが必要であるし、またタイムアウト中は安全を守るために観察を欠かさないことも必須のことがらである。わたくしたちの日常のなかでも、なにかがあって混乱したとき、その場から離れて一人になって静かにして気持ちをとり直すことがあるが、これもタイムアウトの応用である。これは、人との関係で混乱しやすい人への対処法としてさりげなく用いられている方法である。

強化の方法のひとつにトークンエコノミーとよばれる方法がある。この方法は、強化子に、ほかの強化力のある物や活動と代えられる代用貨幣（実際には花のマークだったりすることが多いが）を用いるところが特徴である。トークンは反応の直後にいつも用いることができることや、トークンと交換できる強化子（これをバックアップ強化子とよんでいる）をそのつど患者が自由に選ぶことができるし、トークンは貯めて（トークンのノートなどを使うこともある。ノートには、たとえば欲しい自転車などの絵をいくつもの部分に分けて、その部分をトークンのマークでうめていくと自転車になっていくように工夫したりしているが）好きなときに好きなものに交換することができるなどあって、強化力は強いし長続きする。子どもの治療にはとくによく用いられている。

（三）刺激統制（制御）、構造化

学習の結果、ある刺激状況がある反応の手がかりや原因になって、その反応を制御していることを、刺激統制という。その刺激状況はその反応にとって弁別刺激状況となっている。たとえば、青の交通信号では横断歩道を渡り赤の信号のときには渡らないことや、ベルが鳴っている電話の受話器はとるが鳴っていない電話の受話器はとらない、などが日常的にみられる刺激統制の例であり、わたくしたちの穏やかな日常はあれもこれも刺激統制下にあるといってよいのかもしれない。

この方法も治療のあちこちで用いられる。ひどい強迫症状があり大切なものを落としているのではないかと不安で体をほとんど動かせなかった二〇歳代の男性Bさんの入院治療において、その初期に、症状を生じにくくさせるためにおこなった刺激統制を説明する。Bさんの強迫症状は自分が動いたり人と触れたりする可能性が少しでもある状況で強まっていた。入院治療をおこなうことになったが、そのためには、まず入院生活ができるようにしなければならなかった。そこで、人と触れたり、動いたりする可能性が少ない環境を準備することが必要になった。そのとき準備した環境は、ベット上から動いてはいけないという医師の指示を大きく書いた張り紙をベットの上からみえる位置の壁に貼り、いつも患者がみることができるようにすることと、病室を施錠し受け持ちの看護者と主治医のみが入室するということを患者にあきらかにわかるように示したことであった。このようにしたことで、患者の恐怖も確認も少しだけではあるが軽くなり、ここからなんとか入院治療が可能になった。そして、この状況から、しかたなくおこなっていた環境の制限を少しずつ軽くしていく方向で治療を進めることができた。ここでおこなった環境の準備は刺激統制の例であり、そののちの治療は病的な刺激統制からの離脱を目指したものである。

序章で紹介したAさんの治療では、経過で説明しているように、刺激統制のひとつである構造化の技術を用いて、のべつ幕なしの過食衝動の苦痛を軽くすることを試みている。すなわち、食べ吐きを始める時間をあらかじめ決めて、目ざまし時計のベルの音をならすことでその時間をAさんがはっきりとわかるようにした。そうすることで食べ吐きをする時間としない時間とを分けたのである。これは食べ吐きの時間環境を構造化したことになる。そうすることで、この女性の一日中続いていた過食衝動が少し軽くなり過ごしやすくなっている。

このように構造化の技術も治療のあちこちで臨機応変に応用される方法であるが、発達に問題をもつ子どもの援助にもよく用いられているし、子どもたちのための治療プログラムには構造化による援助の方法がふくまれていることが多い。さきに述べた、「お母さんの学習室」にも詳しくその方法が説明されている。ここでの構造化は、いつ、どこで、なにを、どのようにするのかがはっきりと子どもにわかるようにして示し、落ち着いてそうできるように環境を準備することであるが、構造化には物理的な環境の構造化も時間の構造化も課題の構造化もある。物理的な環境の構造化では、たとえば食事を食卓に座ってとれるようになってもらうとき、その場所がその子の食事をするところであるとわかるように、その場所で食事をしているその子の絵をその場所に貼ったりすることや、その場所は食事以外に使わないようにしたりなどする。

例をあげて説明すると、食堂で食事中、ほかの子どもたちをみると立ち上がり落ち着いて食事がとれなくなっていたC君には、二方が壁になるような位置に食卓を置き、もう一方にスクリーンを立てることで、両側がともに壁かスクリーンで壁に向かって座るようにして、食事をすること以外の視覚的な刺激が入らないようにした。そうすることで、C君はほかの子どもがいる食堂でも落ち着いて食事ができるようになった。また、病棟のなかで混乱してなにもできなくなっていたD君には、病棟のなかに彼の似顔絵を張った彼専用の机を置き、その横の壁に、時間ごとに絵と文字でしるした一日のスケジュール表をはり、それを指して、いま、することをわかるように説明することにした。そうすることで病棟のなかで混乱しないで過ごせるようになった。このような構造化の方法は発達の障害がある子どもたちの援助にも欠かせない方法のひとつである。

構造化は臨床のあちこちで効果的に用いられている技法であるが、わたくしたちの生活のなかでも、随所にほとんど無意識的にこの技法をつかっている。時間割りとか、仕事の順序を図示することとか、作業の順序にしたがって物を配置して動きやすくするとか、日常的におこなわれている方法である。

(四) 教示

ある行動をとったり、続けたり、方向づけたりするために与える言語刺激（言葉でも文字でも）を教示という。日常生活のなかでも、治療のなかのあちこちでも、よくおこなわれていることであるが、それを治療のなかで意図的に用いるときその方法は技法として教示とよんでいる。また、そのなかで教示を自分自身でおこなうときにそれを自己教示とよんでいる。

治療法や治療プログラムのなかに教示が入れられているのは少なくない。たとえば、強迫性障害の治療法である曝露反応妨害法のなかでも教示はよく用いられている。曝露反応妨害法は前章で少し説明したが、患者が、強迫症状を起こす刺激状況や強迫観念に強迫行為をしないでそのまま対面することで治療がすすむような治療法である。患者には対面することで恐怖が生じるし、当然、患者はそれを避けようとして強迫行為をおこないたくなる。そのとき、強迫行為をしないですむようにするいろいろな方法を総称して反応妨害法とよんでいるのである。この反応妨害の方法として、わたくしたちがもっともよく用いている方法が教示である。それはたとえば、「確かめたい気持ちはそのままにして確かめないでいましょう」などである。強迫行為をおこないたい強い衝動があるときでさえも、的確な教示は効果をもつものである。もちろん、これをおこなう前に、患者との間で十分な症状の把握と治療の方法や効果についての説明や話合いがあってのことではあるが。

教示を応用していると考えられる方法に「ホームワーク」がある。これは技法ではないし、行動療法とくに関係をもっているものではないが、行動療法をおこなっているときでも、治療の効果を治療室から普通の場面に般化させる目的で家でおこなうための治療課題をだすことがある。そのようなとき、この宿題の内容は患者がすでにおこなうことができるものであり、また、おこなえるような状況を準備したうえで課題をだすことが必要である。治療としての宿題はすでにできることを実行に移すためにおこなうものであり、できていないことをしてもらうためのものではない。教示もそうである。そうでないとき教示の効果は期待されない。

(五) プロンプティング（プロンプト）とフェイディング

ある状況にたいする反応の生じる確率を高くするために、手がかりになる刺激をあたえることをプロンプティングという。たとえば、子どもが自分で下着を着るようにと下着を指さして「着ましょうね」と声かけをするとき、この下着を指さして着ましょうねと声をかけることがプロンプティングである。この声かけは、子どもが下着を自分で着ることの手がかり刺激になっている。通常、プロンプティングは徐々に少なくしていき、子どもは声かけのプロンプティングがなくても、下着をみてそれを手にとり着るようになるだろう。プロンプティングはすでにできることを実行するために刺激をあたえることであるが、前の項で述べた治療のなかでの宿題はプロンプティングの例でもある。いま述べたように、宿題はすでに実行できるものであることが必要であるし、それが実行されるような宿題のだし方をしないとプロンプティングにはならないのである。

序章に述べた症例でもあちこちでプロンプティングをしている。たとえば、患者が希望したように、なうまでの治療の経過のなかで、「食べて吐かない」ことが可能なようにあれこれを準備している。たとえば、食べ吐き時間を決めて食べ吐きの緊張を少し軽くしたあと、体重と栄養の管理、体重の増加に関する話合いと保証、などを十分におこない、さらに、食べて吐かない日を来院前夜にすることで苦痛を少し凌ぎやすくするなど、「食べて吐かない」ことが可能なように準備をした上で、「食べて吐かない」とプロンプティングをおこなっている。このように、なにかをしてもらうように指示したり宿題をだしたりなどをしてプロンプティングをおこなうときは、それがほとんど間違いなくできるようにしてすすめることが必要である。効果のないプロンプティングをおこなうことは、治療の場の張りを失なわせ治療に向かう患者の気持ちを削ぐことにもなりかねない。

ささやかなプロンプティングは、わたくしたちは治療のなかで日常的におこなっている。患者にそうしたい気持ちがみえるのだけれども、また、変化することはまず可能なことのようではあるけれども、変化をすることに少し自信がなさそうであったり、一歩が踏み出せないでいるときなど、さりげなく、そうしてみようか？　と誘ってみたり、そうするのもいいかもしれない、などと呟くように伝えることがある。

そして、治療のなかでわざわざ用いたプロンプティングを少しずつ段階的に少なくしていき、通常の生活のなかにあるその反応のための刺激状況(弁別刺激)だけで反応ができるようにすることをフェイディングといっている。治療で必要であったプロンプトは治療の進展にともなって少なくしていくし、不要になることが多い。

(六) シェーピング

目標としているところから、現在をみて、現在の行動のなかに目標に向いている行動を探して、そこを強化（そうでないところは強化しないようにする――これを分化強化とよんでいるが）し、その行動が確かになったら、さらにその行動につながっている目標にさらに近い行動に強化の対象を移してそれを強化し、そのようなことをくりかえし、行動の質を目標に向けて徐々に変えながら新しい行動を学習する過程をシェーピングとよんでいる。素朴な例をあげると、落ち着きのない子どもに、教室で授業時間は椅子に座って授業を受けてもらいたいとすると、最初は子どもが三分くらいの短い時間でも椅子に座るとすぐ、たとえばシールをはるなどして強化（これが強化子になっていればのことであるが）する。これによって椅子に座る回数がふえてくると、つぎには強化の対象を前よりもう少し長い時間、たとえば一〇分間座ることなどとして、だんだんと強化対象を目標、授業時間は机に座って教科書を開いて授業を受ける、に近づけるような技法である。

わたくしは、行動療法では治療をおこなうとき、それがたとえ困っていることではあっても、現在を大切にみるという特徴をもっていると考えている。現在のなかに、困っていることではあっても、また、それがどのように些細なことではあっても、治療の目標に向けてその芽を探すことが、行動療法の大切な治療の進め方であると思っている。なにができない、なにが困る、という把握のしかたの代わりに、なにができている、このようにしている、とみるのである。そしてそこを基盤にして、生活しやすいようにできることを広げていくのである。

例をあげよう。大切なものを捨てるのではないかと不安でなにも捨てられず、使ったちり紙や楊枝やアイスクリームの空き箱や匙などまで、なにもかもため込んで動きがとれなくなっていた強迫性障害の二〇歳代の女性Eさん（一二七頁を参照）の外来治療でのシェーピングを述べてみる。この女性は治療の初期には、このようなため込みがおかしいことであるということを自覚できていなかったし、自分の状態を説明することも難しい状態であった。わたくしは、このような状態にあった患者にも、なにか捨てることができていることはないのだろうかと探した。同伴している困惑しきった母親がやっと気づいてくれたのは、この女性がぶどうの種（秋ごろだった）を食卓の上に置いたままにして忘れていたことがあったということであった。そこで、患者に、ぶどうを食べてその種は食卓の上に置いたままにする、ということを教示してみた。数回の診察ではそれができていることをテーマにして、患者の表情がわずかに和むのを確かめながら診察をすすめた。そのあとも捨てたり手放したりする物を少しずつ増やすようにしながら、そのつど教示をおこない、できたことを話題にすることをくりかえすことで治療をすすめた。最初はわたくしの教示で辛うじて捨てることができるようになっていたが、そのうち患者は自分から捨てる物を決めてきて教示を待つようになり、さらにそれも不要になり、診察時の報告だけでよくなり、間もなく自然にごみや不要なものが捨てられるようになった。

ここに述べたのもシェーピングの治療経過の例であるが、シェーピングの方法とその考えかたは、それを主要手段にしないまでも、やはり治療のあちこちで援用されているはずである。現在のなかに治療の目標の芽を積極的に探して、そこを目標につなぐような見方は精神療法には欠かせないものであると思う。

行動療法の基礎技法のなかの基礎技法ともいえるような技法のいくつかについて述べた。これを、あれこれの自分自身の臨床の記憶を、実際にどのようにしているかを感覚的に思い出すようにしながら書くように努めた。そして、わたくしは治療のそこここで、これらの技法を参考にし、応用し、砕き、そのときどきで方法を思いつき治療を組み立てていることを思った。

第三章　技法・変容技術3

基礎技法について、そのうちの一部だけをとりだして述べているのであるが、それでもその数は少なくない。行動療法の技法は日常的に経験されていることが技法化されているだけのことではあり特別のことではないが、それでもそれらを技法として覚えていることが必要であると考えている。技法として理解していることで、技法をその臨床に応じて選択することができるし、また、それをその臨床に応じたかたちにして用いることができるからである。それに、技法として使えるように知っていると、問題を解決する方法をいくつも思いつきやすくなるし、また、技法から問題をみるということもできて、問題の理解をすすめるのにも役に立つところが少なくないからである。

ここでは社会学習理論枠と認知行動療法理論枠のなかから主張されている基礎技法についてそのいくつかを説明する。これらの理論枠は行動変容における認知的活動の重要性を理論化し、その一部は技術化して、行動療法をいわゆる認知－行動療法へと展開させている。しかし、これまで二回にわたって述べてきたような意味での基礎技法というところからみると、基礎技法の数はむしろ少ない。とくに認知行動療法理論枠のなかには基礎技法というよりも独立した治療法や治療プログラムといえるものがほとんどである。また、それまでの二つの理論枠のなかにあった技法も、その技法の言語認知的機能を強調してあらたに技法化して、このなかにまとめられたり、それが言語認知行動を対象にしている技法であるとこの理論枠のなかに入れられる傾向にある。

一　基礎技法3

(一) モデリング

その行動のモデルを示すことで模倣反応をプロンプト（前章に説明）することをモデリングという。モデルは実際におこなうことによって示したり、映像で示したり、ほかにもいろいろな方法がありうる。モデルは反応だけを示しているのではなく、反応の手がかりも、反応の結果も示しているものである。モデリングには観察による学習（モデルを観察するだけでの学習）も模倣による学習（モデルを観察し自分でも模倣しておこなう）もあるが、治療の実際では両者ともおこなわれている。不安障害のモデリングを用いた治療では後者の場合を参加モデリングとよんでいることがある。モデリングの効果を左右する要因はいろいろあるが、観察者がモデルとなる人に対してもっている評価や、モデルの示す行動の正確さなどは学習を左右する要因になる。患者の仕草や口癖が一時的に主治医に似てきたりして、主治医が誰であるかわかったりすることなど複数の医師が働いている病院ではときどき話題になったりする。これもモデリング学習の例である。行動療法の基礎技法はどれもそうであるが、モデリングも普遍的な学習のひとつの様式であり、自然に生じていることを治療の場で治療法として構成しているものに過ぎないのである。したがって治療の場でも意図しないであちこちでモデリングがおこなわれてそれが治療効果を左右していることがある。

このようなモデリングを積極的に治療法として最初に提示したのはバンデューラ Bandura A らである。彼らは不安障害の治療法としてモデリングによる代理消去の方法を症例研究報告をもって提唱しているが、この報告に述べられている方法は臨床でよく用いているモデリングの基礎的な方法を示しているので、その報告を簡単に述べる。この報告では、犬恐怖がある子どもたちが四つの治療グループに分けられ、それぞれ八回の治療を受けるようになっている。四つの治療は、モデリングの有無と、治療中の不安を軽くすることを目的とした積極的な暖かい雰囲気の有無とで治療条件が分けられている。治療の効果は犬への接近行動で計られているが、モデリングがおこなわれた方が雰囲気の有無にかかわらず、あきらかによい効果がみられており、さらにその効果は治療後でも持続していることが示されている。また、暖かい雰囲気のなかで犬を見るだけの治療条件や暖かい雰囲気だけの条件でも犬への接近行動は増加するし、その効果は持続されているが、効果の程度はモデリングを受けた子どもたちと比べると少ない。この研究で用いられたモデリングの方法は、犬恐怖がある子どもたちに、恐怖がない子どもが犬と遊んでいるところを観察させる方法であるが、その観察場面は、子どもと犬との接近の距離も程度もその時間も、だんだんと近く、密に、長くなるようにすることで、恐怖の程度が少しずつ強まるように、モデリング場面が設定されている。ここにも漸近的接近の方法がとられている。また恐怖を軽くする目的で暖かく心が和むような雰囲気の関係をつくる環境を準備しているが、これについては、この環境がなくても同じ程度の効果があることが示されている。しかし、臨床でおこなうときには、この不安を和らげる雰囲気の環境の準備がないと治療はすすめにくい。

これがモデリングの方法であるが、ここに述べたモデリングは観察のみによるものであるが、モデルの観察と同時に、あるいはその後に、モデルと同じようにおこなうことを含めた方法を参加モデリングとよんでいる。実際には、とくに不安障害の治療においてはモデリングは参加モデリングを用いていることが多い。

一九七〇年から一九八〇年代にかけて不安障害の行動療法研究では技法とそれらの効果研究がさかんにおこなわれた。そのうちのひとつがそれぞれの治療技法の特異的な効果と、それにもとづいた技法の適用に関する研究であった。これらの研究は、不安行動を、不安感や不快感、怖いなどの言語認知反応、逃げるなどの運動反応、心拍や筋緊張などの生理的反応、の次元に分けてとらえ、それぞれの技法が不安行動のどの反応次元に特異的に効果があるのかをあきらかにすることを目的にしたものが多く、技法の選択に根拠をあたえてくれる研究であった。そのような研究があきらかにしたことのひとつは、モデリングでは精神生理的反応には効果があるが運動反応や不安感や認知反応には少ししか効果がみられないことと、参加モデリングにするといずれの反応においても効果が増強することであった。

不安障害のなかで、たとえば強迫性障害の治療においても曝露反応妨害法を用いるときに反応妨害の方法として参加モデリングをおこなうことがある。儀式化されてしまっている強迫行為があるときにそうすることがある。たとえば、強迫的な儀式化された手洗い行為を治療するとき、患者にモデル（ほとんどの場合、治療者であるが）がおこなっている強迫的でない手洗いを観察してもらい、その後にその通りの手洗いをしてもらうことで、強迫的な手洗いの反応妨害をおこなったりもする。その場合も、強迫的でない一連の手洗いのプロセスを患者に目の前でゆっくりと明確にわかるように実演して示し、その手洗いが必要十分な手洗いの方法であることを患者と話し合い、ついで患者にもそれをおこなうように告げて、そして強迫的でない手洗いをいっしょにおこなう、など実際によく用いている方法である。

子どもが生活習慣を学習するときモデリングによることが多いが、障害がある子どもに生活習慣を学習してもらうときにも、このモデリング、とくに参加モデリングの方法はよく用いられている方法である。前章で話題にした発達障害の子どもを育てる「お母さんの学習室」にも、子どもにそうして欲しい生活習慣をつくるときに、そのステップのひとつの方法として、モデリングは母親が学習する技術のひとつになっている。

モデリングは不安障害、社会技術訓練をはじめ、治療のいろいろな場面で用いられているが、モデリングだけで用いるというよりも、ここで例示したように、治療の過程のひとつとして、あるいはある治療法のなかの一部として、ほかの治療技法と組み合わせるようにして用いていることが多い。このような技法の用い方はモデリングに限らず行動療法の基礎技法の用い方の特徴でもある。

モデリングには、注意、保持、再現、動機、の過程があるとされている。したがって治療でモデリングを効果的におこなうには、モデルをわかるように明確に示し、それを言語化してもらったりくりかえしてもらったりして忘れにくいようにすることを留意し、再現したところをフィードバックしたりしておこなえているところがわかるようにし、それをとりあげることで強化を図ったり、などに注意を払っていることが必要である。

(二) セルフモニタリング（自己観察）

行動療法では、症状や問題行動や治療効果や経過などを、患者が自分で観察し記録することを治療のなかで積極的におこなうことが少なくない。自己記録とか自己評価とかの用語もセルフモニタリングとほぼ同じような意味で使われている。技法としてセルフモニタリングというとき、それは、患者が自分自身の行動を系統的に観察し、系統的に記録してデータを集め、それを自分で吟味し評価する、過程からなっている。セルフモニタリングは、問題の把握の方法として、評価の方法として、また、変容の方法として、治療の過程のいろいろな段階で用いられている。

(a) 問題把握の方法としてのセルフモニタリング

治療のなかで、そのとき把握検討の対象になった問題を、患者の体験として、詳細に、実際に、把握するために、セルフモニタリングを用いることがある。モニタリングは、通常、モニタリングの対象になった問題について、問題が、いつ、どのような状況で、どのように出現して、その結果がどのように収束するのか、を患者に観察し記録してもらうことによっておこなう。とくに問題の内容の把握のためには、問題の生じる先行状況と、問題の実際と、その結果、がわかるような観察記録がとれるようにする。その問題が生じた状況、問題の実際の具体的な体験内容とその程度、その結果、がわかるように、それらについて記録をとってもらう。体験内容は、どのように感じたのか、どのようなイメージが浮かんだのか、どのように考えたのか、どのようにしたのか、などであり、その関連がわかるように記録できるようにする。これは患者が自分でおこなう行動分析とその記録であるといえるが、問題のこのような観察と記録をおこなうことは、患者自身が自分の問題について気づいていないところを気づきやすくさせて自分自身の問題の理解を進めることにもなるし、また、患者を治療へと動機づけたり、自発的に変化を起こさせることもある。また、このような患者による観察と記録は、患者にだけでなく、治療者にも患者の問題についての理解をすすめさせることになるし、治療の糸口や、方向をみつけるのに役に立つこともある。

記録をすることがセルフモニタリングの方法のかなりの部分になるが、記録はそのときのモニタリングをおこなう目的にあわせて、それぞれ記録用紙を準備して記録してもらうことが多い。モニタリングの記録は、問題を理解して改善の方向に変容するための記録であるので、その患者の問題が把握できて、変容できそうなところと方法を示してくれるような記録用紙をそのつど工夫してつくって用いるとよい。症状の把握のためによく使われているのは、用紙の縦軸に時間を、横軸に症状のきっかけの出来事や状況、症状とその強さ、そのときの考えやイメージや気分、おこなったこと、症状の変化、状況の変化などを書き込めるように用意したものである。

記録はできるだけそのときに記録できるような方法を工夫して用いるのがよい。それは、行為や感情は比較的あとでも思い出して記録できやすいが、そのときのとっさに浮かんだイメージや考えは、あとでは思い出しにくいことがあるからである。問題が比較的場所や状況と関係をもって生じているときには、その場所に記録用紙を置くようにしたり、あるいは、記録ノートをいつも携えていて、問題が生じたそのときに記録できるようにすることもある。工夫次第である。

いま述べたのは問題の全体的な内容の把握理解のためのモニタリングの方法であるが、問題のある点に焦点づけたモニタリングも問題把握のためにおこなう。たとえば一日の生活習慣をみるためにその手がかりとして起床時間と起床時の気分のみを観察記録するとか、症状に圧倒されていない時間をみつけるために比較的とらえやすい症状がある時間のみを観察記録してもらう、などである。また、特定の症状の出現の状況的な特徴を知るために、症状が自覚された場所と時間だけをモニタリングすることもあるし、一日のうちのある時間内だけを記録することもある。そのときの目的にあわせてモニタリングの対象や具体的な方法は異なってくるが、序章に述べたAさんでは、食事の内容と摂取カロリーをセルフモニタリングすることで食事行動をコントロールしやすくしている。

ほとんど絶え間なく一日中続いている、自分の行為を声を出して確かめることをくりかえさなければならない強迫症状で苦しんでいた二〇歳代の女性の入院患者のFさんに、症状の起こり方と強迫確認の酷さの程度をみるためにおこなったセルフモニタリングについて述べる。

Fさんは朝目がさめたときから、「目がさめた、目がさめた、……確かに目がさめた、さめた……」と何度もくりかえして確認し、それが終わり、つぎの動作である着替えに移ると、今度はその行為を「パジャマを脱ぐ、パジャマを脱ぐ、……ボタンを外した……ボタンを外した……」とくりかえして動作をひとつずつ確かめていた。これが、どんな行為のときでも、たとえば髪をとかすときでも同じように「髪をとかす……とかす……とかしている……」とくりかえされていた。単純な行為の確認はこのようであったが、少し複雑な行為、たとえばトイレに行くなどは、いくつもの行為、たとえはベットからおりる、タオルを手に持つ、歩く……などひとつひとつについて同じように確認をくりかえしていた。

病棟での生活を観察していると症状は行為によって軽重があるようで、比較的簡単に終われるものも、長い時間を確認に費やしているものもあるようだった。わたくしはこの観察から、短い時間で終わることができている行為とその短くてすむ理由がわかれば、そこからこの強迫行為を軽減できる方法がなにかみつかるかもしれないと考えた。そこでFさんにこのわたくしの考えを話し強迫行為のセルフモニタリングをしてもらうように頼んだ。Fさんは承知し、ひとつひとつの強迫症状についてその簡単なテーマ、たとえば、髪をとく、などの記録と、その強迫症状の止めにくさについて自分で評価しそれを記録してもらうことになった（幸いなことに、この指示した、記録をすることにはほとんど確認がなかった。このように治療者からの指示でおこなう行為については確認が少ないことはときどき経験することである）。そこで、わたくしはFさんと話し合いながらいっしょに強迫症状の記録の用紙をつくった。ノートを使ったが、ノートに縦の罫線を引き、確認開始の時間と、確認のテーマと、止めにくさの程度すなわちくりかえしの強さ、を記入する欄をつくった。くりかえしの強さの程度は簡単に三段階に分けて強い順に＋＋＋、＋＋、＋の記号で書き込むようにした。Fさんにはできるだけ確認が出ないようにベットの上からあまり動かないでよいような病棟の生活を看護するようにしていたのであるが、それでも最初の一日の記録は一冊のノートの大半を占めていた。Fさんは数日の記録をつけたあと、ほとんど一日中続いている確認のなかにも止めやすい確認もあること、止めやすい確認は短い簡単な行為の場合が多いこと、午前の方が午後よりも止めやすいこと、などをみつけた。記録もその通りを示していた。このセルフモニタリングから、Fさんとわたくしは、午前中だけ、短くてすんでいる簡単な行為の確認はしない、という初期の治療方針を立てた。そして、Fさんにはあらためてそのようにはっきりと告げ、さらに実際に確認をしないですんだ行為には行為の記述の横に○をつけるようにと指示した。Fさんは簡単な行為であれば確認しないですむようになった。そのあとも、Fさんは確認がひどい複雑な長く続く行為も、それをいくつかの行為に分けて、その部分の確認を同じような方法で止めるように工夫したりしながら、確認を改善させていった。最初はわたくしが症状を理解する目的でおこなったセルフモニタリングであったが、それが治療の主な方法になったのである。Fさんの症状は改善していき治療を終えることができた。

セルフモニタリングを効果的におこなうためには、この症例でおこなったような、たとえば記録紙や記録の仕方にしても、患者がどのようにしたらよいかを明らかに理解できるように記録用紙を患者といっしょにつくったり、おこなわれた記録によく注意を払ってそれを話題にしたり、その結果が強化されるようにしたり、患者のおこなう工夫をとりあげてそれをあらためて方法にしたり、などの治療的な配慮が必要である。

おおよそのところであるが、具体的でわかりやすくあまり頻繁ではない行動はモニタリングしやすいので、最初は問題のなかから、そのような行為だけをモニタリングの対象にするのもモニタリングをしやすくするひとつの仕方である。また、困ることそのものよりもその困る問題のなかから健康に向いた行動をとりだして、それをモニタリングの対象にするのも、モニタリングを積極的におこないやすいし、治療に繋げやすい。

(b) 変容の手段としてのセルフモニタリング

セルフモニタリングは変容の手段にもなりうる。セルフモニタリングをするとモニタリングの対象になった行動が増やしたい行動であれば増加するし、減らしたい行動であれば減少することはよく観察されていることである。たとえば抜毛が問題になっているとき、抜毛の時間を自分でモニタリングするようにすると抜毛の時間や量は減少することが多いし、禁煙や節煙を目的にしてタバコの本数や喫煙の開始の時間を自分でモニタリングすると本数が少なくなることはよくみられることである。しかし、それらの変化はほとんどの場合一時的であり長続きしないこともまた、よく知られていることである。

したがってセルフモニタリングを積極的に治療法として用いるときには、この初期に起こる変化を維持して、それを強めるようにすることが必要である。先に述べたFさんでは、症状と、症状が起こる時間と症状の強さについてセルフモニタリングをおこなっている。そこから、症状の出現と強さの日内の変動を見つけ、また、症状ごとの強迫衝動の強さをあきらかにした。その上で、モニタリングに加えて、止めることができそうな軽い強迫行為を止めるようにと教示をした。さらに止めることができた強迫行為には自分で○をつけることで、止められたところをはっきりと自覚できるように、また、よかったと思えるようにした。これは強迫的でない行為を強化する目的でおこなったものである。

行動療法では患者が、治療による症状の変化を点数化したり、それをグラフ化したりして治療経過のセルフモニタリングをすることはよくある。行動療法のなかで最初にこれをおこなっているのは、すでに述べた系統的脱感作法である。この治療法では患者はハエラキー上の不安刺激状況を想像することで自覚された不安反応を点数で表現するようになっている。それによって不安反応の軽減が自覚できるようになっている。不安反応のセルフモニタリングをこの治療法のなかでも脱感作の一部分の方法として用いているのである。

わたくしはとくに不安障害の患者の治療で、治療による症状の変化を患者にわかりやすくするために、患者に症状などの強さや頻度を記録してもらい、それを診察時に患者といっしょにグラフに書き込むことがある。少しの変化しか予測できない場合には変化が大きくみえるようにグラフの目盛りを幅広くとったりなど、変化が患者にわかりやすいようにしている。とくに治療の初期におこなっていることが多いが、治療に相当の期間を要したり、治療の場が動揺しやすいときなども、この方法は治療を続けやすくさせることがある。

三〇歳代のひきこもりの男性Gさんの治療のある段階で仕事をすることが治療のテーマになり、仕事に行きはじめたときに、それを続けやすくするためにセルフモニタリングを用いた。この症例では、その日の収入とそれまでの収入の合計額とを手帳の日づけの横に書き込むようにして、働いたことが金銭であきらかにわかるようにした。これは、しばらくして仕事になれたあとは止めたが、これもセルフモニタリングを変容の手段の一部として用いた例である。

日常生活を混乱しないで過ごすために、セルフモニタリングを用いている例もある。患者は現在三〇歳を過ぎた、ひどい強迫症状と激しい暴力と、気持ちを言葉で表現することが困難であった発達障害の男性Hさんである。一〇年前から治療をおこなっているが、入院での治療で症状が軽快したあと現在は外来治療になっているが、入院の後期から生活を送ることでの混乱をふせぐ目的で、生活行為をしたかどうかのセルフモニタリングを続けておこなっている。一日のなかの大きな生活行為、たとえば起床、洗顔、食事、入浴、散歩、新聞読み、掃除などについて、できたかどうかを○×で記録するための表をつくり、そのつどその表に記入してもらうことにして、それを診察時に話題にすることを続けている。このセルフモニタリングをおこなっていると、生活のなかで突発的な出来事があっても大きな混乱がなくなり、現在では、かつてはとても望めそうになかった自発的な計画的な外出や買い物などができるようになっているし、遠路にもかかわらず一人で通院しており、診察時の会話が聞き取りやすく会話の数も時間も内容も増えて、アドリブでも少しであれば混乱しないようになってきている。

二 基礎技法4

(一) 自己強化、自己教示

(a) 自己強化

前章で強化について説明したが、とくに自己強化とよぶときは、強化の対象にする行動も結果刺激(強化子)も強化基準も自分で決めて自分で観察して自分で自分に強化子を与えるような強化の仕方を指している。強化子は、イメージであっても実際の出来事であっても物であってもよいことは、強化についていえることでありとくに自己強化に限ったことではない。このような自己強化は日常生活のなかで自然によくおこっていることである。生活習慣や健康行動を対象にした援助や指導のなかでは、この方法はよく用いられている。たとえば運動習慣をつくることが目的であれば、自分で運動量を決め、それを自分で観察し、自分で決めた運動を強化する基準にあわせて、自分で決めた強化子、たとえば音楽を聞くなど、を自分で準備して自分でそうする。このような指導は集団で講義やワークショップのかたちで行われていることが多い。臨床では強化の続きのなかでつぎの段階として自己強化に移すことが多い。

(b) 自己教示

教示も前章で説明しているように、ある行動をしたり方向づけたりするために言語刺激でプロンプト（前章に説明）をあたえることを指すが、自己教示とよぶときは自分自身で自分に言語刺激をあたえることで行動したり行動を方向づけることである。治療のなかでは、患者が自発的にそれまでの治療から得たと思われるような、たとえば、怖がらないでもよい、やってみよう、などと自分にある行動を教示しておこなっていることがあるし、そのようにしてみるようにすすめることもある。また、子どもに生活技術などを学習させるときにこの技法はよく用いる。治療者が自己教示をしながらある生活技術たとえば、箸を使うなどのモデルを示し、モデルの通りに子どもにも自己教示をしながら箸を使うことを真似をしてもらい、箸を使うことを学習しやすくする、などである。

自己教示を主な方法として、治療法として構成した自己教示療法（訓練法）という治療法もある。

(二) 思考中断法

この技法は行動療法の初期からあった技法である。わたくしが行動療法をはじめておこない、治療を終結できて報告をした症例で主に用いた技法がこの思考中断法であった。この技法は主要な基礎技法というわけではないが、このような理由があることと、現在は認知行動療法のなかに入れられている基礎技法であるので、ここで述べる。

この方法は、意志に逆らって強迫的に頑固にくりかえして浮かんでくる思考やイメージを、外からの強い刺激、たとえば音など、を自分で与えることで、強迫的な思考やイメージを一時的に中断させ、それを系統的にくりかえすことで、強迫的な思考などを軽減させるセルフコントロールの方法である。わたくしが報告した症例は、目に入るものはなんでも、たとえば鉛筆でも交通信号でもタイプのキイでも、その名前と色をくりかえして唱えなければならなくなり、なにもできなくなっていた白人の男子大学生Iさんであった。すでにほかの精神療法もかなりの期間受けていたが症状は変化しなかったらしい。わたくしがIさんにおこなった思考中断法は、症状を惹起している色鉛筆や色紙などをIさんの目の前に置き、その名前と色を唱えたくなったら唱えるようにと指示し、唱えだしたら少ししして（多分一〇〜二〇秒くらいであったと思う）、わたくしがストップと大声でいい、Iさんもそれに続けてストップといい、それによって色名を唱えるのが中断される。しかし、すぐにまた再開される。少しして、またストップといい、色名の呼称が中断される。これをくりかえした。わたくしは中断される時間を測り記録したがその時間はくりかえすごとに長くなっていった。その時間を目の前でグラフに表して示し、Iさんにも時間が伸びていくのがわかるようにした。そしてIさんに自宅でも同じようにして色名の呼称を止めてみるようにと指示した。週に一度の治療を二カ月にわたっておこなったが、症状は消失してしまった（報告では理論的な検討をおこなっているがここでは省略する）。これが思考中断法の素朴な例である。この技法はこの症例のように治療の中心になることはあまりないが、ほかの技法に添えるかたちで、頑固にくりかえされる自主性を失った考えなどへの対処の方法として用いられることは少なくない。

（三）認知再構成法

認知再構成法は基礎技法ではない。

行動療法事典によると、認知再構成法には種々の治療法があり、代表的な方法として、論理‐情動療法（最近ではこれに行動がつけ加えられていることが多い）（エリス Ellis A）。認知療法（ベック Beck AT）といま述べた自己教示療法（マイケンバウム Meichenbaum D）があげられている。これらはいずれも独立した治療法として構成されたものである。これらの認知再構成法に共通して用いられている基礎技法の一、二について簡単に述べる。ひとつは問題となる考え方や問題のとらえ方のような思考パターンのセルフモニタリングである。セルフモニタリングについてはすでに述べた。もうひとつは実験的な体験（仮想でも実際でも）による思考の仕方の修正である。たとえば、心配の現実的な可能性を吟味することで現実的に考えることを訓練したり、不安な予測を実際に確認させることで現実的な思考の仕方を訓練したり、ブレインストーミングで問題解決の方法を考えて行動計画を立て実際におこなってみたり、など、いろいろである。このような方法は治療法の如何を問わずに日常臨床でそれほど系統的でない方法ではよくおこなわれていることであるが、それらが明確に具体的に技法化されて治療法のなかに組み込まれているのが認知再構成法の特徴である。

基礎技法を背景の理論枠ごとに三章に分けて述べたのであるが、書きながら、わたくしの書くときの姿勢が理論枠ごとに少しずつ違うことに気がついて面白かった。たとえば、応用行動分析理論枠の基礎技法を述べるときは、技法の実際を体で再現するようにしながら書いたし、社会学習理論枠と認知行動療法理論枠の基礎技法はどちらかというと自分自身に説明するようにしながら書いたように思う。第一章の新行動S－R理論枠の基礎技法は強いていえば描くように書いたように思う。そのようなことも、それぞれの基礎技法の特徴を示しているのではないのだろうかと思うと面白い。

第四章　技法・対象認識把握技術

前章までの三章にわたって、変容技術としての技法、いわゆる技法について、とくにそのなかでも基礎技法について述べた。本章では対象認識把握技術としての技法について述べる。わたくしは技法を変容技術とか対象認識把握技術とか大仰な表現を用いてことさら分けて述べるようにしているが、その理由については、序章や第Ⅰ部でおおよそのところは説明させていただいた。三章までに述べた変容技術を、「どのようにする」技法というように表現するとすれば、今回述べる対象認識把握技術は「どのようにみる」技法と表現してよいものである。

行動療法の問題の把握の仕方の特徴は、まずなんといっても具体的であることである。そして、その特徴と関係して、問題の動的な、循環的な見方ができるというところであろう。これらの特徴があることは、治療をとても実際的にすすめやすくさせることに繋がることであるし、また、治療を、その状況にあわせながら柔軟にすすめることを可能にしている。そのようなところが、大きなしっかりした理論構成をもっている大精神療法とは異なった、行動療法の利点であるし、行動療法を状況に応じたかたちにして使うことを可能にしているし、その臨床ごとの治療法にしていけるところであると考えている。

一 「行動としてとる」ということ

行動療法では、対象になっている問題を把握するときに「行動としてとる」という表現をしていることがある。そして、ときにこの表現が、行動療法は表面的にみられる行動（行為）だけを対象にして気持ちや感情など心は対象にしないのではないか、という古くからあり今もまだ消え去ってはいない行動療法にたいする疑問をもたらしている理由のひとつになっているのではないかと思う。少し古びたことのようにも思えるのだが、このことについての説明から行動療法の対象認識把握技術の説明をはじめたいと思う。それは「行動としてとる」という、臨床的に疑問がはさまれるような表現をわざわざ用いてきたところに行動療法の治療法としての主張があるからであるし、「行動としてとる」と表現されている対象の把握の仕方は、行動療法の基本的な特徴のひとつでもあるからである。

どのような精神療法でも、自然にある精神活動をなんらかのかたちや概念でとりだして、それを評価したり援助や治療の対象にしているのだと思うが、行動療法でもそうである。行動療法では、臨床の対象に具体的な精神活動を置き、精神活動を刺激－反応という単位、実際には刺激－反応の連鎖であるが、を用いて具体的にとりだして、それを評価や治療の対象にすることを特徴のひとつにしている。そしてそのようにして具体的にとりだした精神活動を「行動」とよんでおり、そのように精神活動を把握することを「行動としてとる」と表現しているのである。したがって、これは技術用語なのであって対象に向けられた用語ではないのである。

それは、語られていることを把握するときにも目の前に展開されている現象を把握するときにもそうであるし、過去を把握するときにも現在を把握するときにも未来を把握するときにも、同じことである。実際であろうと夢であろうと空想であろうと妄想であろうと、ことがらを把握するときには、刺激－反応という枠組みを用いて具体的にとらえる。また、それが行為であろうと、感情であろうと、思考であろうと、認知であろうとメタ認知（最近は行動療法にもメタ認知という用語がみられるようになった）であろうと、そしてイメージであろうと、なんであろうと同じことである。このことにこのようにふるまっている、このように感じている、このように考えている、このように思っている、このように感じとっていると思っている、このようにイメージしている……などのように、対象になる精神活動を刺激－反応という枠によって具体的にすくいあげて把握することを行動療法では「行動としてとる」と言い習わしてきた。そして、そのようにして具体的にとりだした「行動」を検討や変容の対象にしているのである。その方法が、どのような精神活動であってもそれを把握して治療できるものでなければ、それを治療法として主張することなどできるものではない。

二　刺激－反応分析、行動分析

刺激－反応という枠をもって問題を把握するのであるが、当然この枠は基本の枠であり、刺激－反応は多様に連鎖して精神症状を形作っている。

（一）反応はほかの反応の刺激になる。ひとつの反応のなかにも刺激－反応の連鎖がある

たとえば、……人ごみのなかを歩いていた――気分が悪くなった――どうしたのだろうと心配になった――恐怖心がおそった――胸がしめつけられるように感じた――死ぬのではないかと閃いた――そして……そこにしゃがみ込んだ――そして……のように連鎖している。

そのような例として、強迫性障害のある一〇代後半の女性Jさんとの面接のなかで、Jさんの述べた強迫症状の刺激－反応の連鎖の一部を述べる（もう一〇年以上前のものであるが診察を録音しているのはこの症例しかない）。

J：……ドアとか見て、初めは閉めてたんだけど、閉めて、閉まっているのか、それを見ているのだけれど、本当にドアなのか……？　ドアなのか……？

私：本当にドアなのか？　……ドアなのか……と確かめているの？

J：そうそう、じっと見てね。

私：じっと見て……わからなくなるの？

J：そうそう。閉めたのか、ドアなのか、本当にドアなのかわからなくなってしまう。

私：わからなくなってしまう……しんどいね。

J：うん、もう離れられない。そうやって一時間も立ちつくして……わからなくなる（泣く）。

ここでは反応が刺激となって、またほかの反応を生じさせて、強迫症状を形作っていることがわかる。

（二）一人の人の刺激－反応連鎖はほかの人の刺激－反応連鎖とも刺激－反応連鎖をつくっている

刺激－反応の連鎖として具体的に精神活動を、訴えられているところをとるのであるが、そのとき、その人のなかだけでなく、その人と家族などほかの人との関係もこの刺激－反応連鎖としてとらえることをする。ある人の行動はほかの人の刺激になってそこでも刺激－反応連鎖を生じさせている。

これもずいぶん以前の経験であるが、興奮が強く性的な妄想があり個室に保護されていた二〇歳代の女性Kさんが、夜間によく裸体になっていることがあった。Kさんに裸になる理由を聞いてもわたくしがわかるようには説明してもらえなかった。病棟のスタッフにはKさんが裸になることを彼女の盛んな性的な妄想と関連づけて理解されていた。しかし、わたくしにはそうではあってもなぜKさんが裸にならなければならないのかはよくわからなかった。朝、診察に行くとKさんはいつも裸で汗に濡れた夜具のなかでうつらうつらとしていた。わたくしはこの女性の寝姿を見て、裸になるのはもしかしたら暑さのためではないだろうかと考えてみた。そして、止めることになっていたクーラーを夜間にも短時間だけ入れてもらうことにして様子をみることにした。Kさんは裸にならなくなった。この刺激状況の変更はKさんの裸になる行為を変えた。

この経過から、Kさんの裸体になることに直接に関連していた刺激状況は暑さだったということがわかる。しかし、この女性の裸になる行為は日常のエロテックな行為と重なって、病棟のスタッフに性的な理由を考える反応を起こさせたことになる。これは、ある人の刺激‐反応連鎖がほかの人の刺激‐反応連鎖と関係しあっていることの簡単な例であるが、このようなことは日常的によくみられることであり、治療状況のなかでも例外ではない。

(二) 刺激‐反応分析の基本型

刺激‐反応の枠をもって問題を把握することを刺激‐反応分析、あるいは行動分析とよんでいる。両者の呼び名はほとんど同じようにして用いられているが、ここでは刺激‐反応分析を用いることにする。刺激‐反応分析の枠組みの基本型はつぎの三項（あるいは五項）からなっている。すなわち、問題となっている反応と、その反応を生じさせている反応の先行刺激状況と、さらに反応に随伴されて生じている結果刺激状況の三項のセットである。そして、この三項の関数的な関係を知ることが、すなわち行動を知ることである。そして、それが、問題を把握することでもあり理解することでもある。いま述べたKさんの裸になる行為も、その行為と刺激状況との関係を知ることでその理由が理解できたということになろう。このような理解をする過程が刺激－反応分析であり行動分析であるといえる。いま三項（先行刺激と反応と結果刺激）の枠組みとして行動をとる基本型を述べたが、さらに細分化した五項の枠組み、すなわち先行刺激と反応のあいだに、その人の状態や条件（過去経験や生物学的条件など）を入れ、また、反応と結果刺激のあいだに、反応と結果の関係、を入れた枠組みを基本型として行動を記述し分析することもよくおこなわれている。

このようなとりかたはいずれにしても精神活動をパターンとして把握するとりかたである。そして、その把握から精神活動の機能を知り、それによってその行動が持続している理由を知って意味を知るものであるといえる。このように述べるととても面倒なことに思えるかもしれないが、要は精神活動の実際を具体的に把握して理解するということに他ならないのである。したがって、このようなとりかたは行動療法といわずとも、訴えられているところや現象を丁寧にとらえて理解しようとしておこなわれる面接や観察では、日常的におこなわれていることではないだろうかと思う。

（四）面接と自己観察による刺激－反応分析

刺激－反応分析は多くの場合面接によりおこなう。患者は自分の状態をよくつかめていないことが多いので、治療者は患者が表現できているところをまず把握するようにする。そして、そこを糸口にして、治療者の刺激－反応の枠をもったイマジネーションを働かせるようにしながら、問題が具体的なところで明らかになっていくように面接をすすめる。そうすることで、患者も、問題を具体的なところで把握できるようになっていく。患者も治療者もだんだんと問題の把握がすすんでいくような面接のすすめ方をすることが要る。(一)で、ほんの少しだけその過程を示した。

そして、面接での刺激－反応分析を補ったり、面接でわかったことを実際に確かめたり、そのときの生活場面のなかでの実際をみたり、などの目的で自己観察による刺激－反応分析を面接に加えておこなうこともよくすることである。生活場面で実際に問題が生じているときにその問題の刺激－反応分析を患者が自分でおこなうのである。前章においてセルフモニタリングについて述べた。そのなかで問題の把握のためのセルフモニタリングを述べて患者が自分でおこなう刺激－反応分析の方法について説明した。そこで、患者は検討の対象になっている問題について、実際の生活のなかでその問題が生じたときに、問題の先行状況や時間、問題の具体的な体験内容とその程度、その結果の状況、などについて、自分で観察して、あらかじめそれらを書き込めるように準備した記録用紙に記録することを述べた。自己観察する様式や記録紙は、それをおこなう目的によって異なるので、観察記録するところやその様式はそれぞれに決まるものである。たとえば、問題の起こる時間、問題の内容、生じた考え、気分、おこなったこと、結果、のような項目を自己観察の対象項目にすることもあるし、出来事、考え、身体感覚、表情、衝動、おこなったこと、結果、を記録の対象にすることもある。また、問題の生じる時間や回数だけの場合もあるし、場所ときっかけだけの場合もある。このような実際の生活場面での観察記録は患者だけではなく治療者にも問題の把握をすすめさせることが少なくない。

たとえば強迫性障害の強迫症状について、強迫症状のきっかけ刺激状況や、強迫観念や強迫イメージや、不安感や強迫衝動や、強迫行為などと、それらの関連と、その推移と、を記入することで強迫症状の行動分析ができるようになった、治療にとても役に立つ記録用紙も工夫されている。

少し特殊な例ではあるが、軽度精神遅滞がある発達障害をもつ三〇歳代の男性Lさんの儀式的な確認強迫について、面接で患者といっしょにおこなった刺激‐反応分析を述べる。彼は身辺にあるものを、たとえば湯飲みのようなものから目に入るものはどのようなものでも、目を閉じて触り、納得がいくまでその名前を唱え、次にほかのものに触れ、それをくりかえし、親にも同じことを強制し、一日中のほとんどをそのような確認行為に費やしていた。また、確認が思うようにいかないとき、多くの場合がそうであったが、確認行為は大声や暴力に発展していた。

わたくしは治療の糸口を探すために、この儀式的なしかし親を巻き込み生活をできなくさせている苦しい確認行為について、彼とともに刺激‐反応分析をおこなった。そしてつぎのような刺激‐反応の連鎖があることをみつけた。たとえば、「食後のテーブルの上に湯飲みがある、それが目につく、だんだんと緊張してくる、湯飲みをつかまえて湯飲みと声に出す、ちょっとほっとする、すぐまた湯飲みと言いたくなる、湯飲み湯飲みとくりかえして言ってしまう、緊張が強くなってくる、湯飲みをしっかりにぎって湯飲み……とだんだん大声になる、止めようと思う、もっと大声になり叫び声になる、バカと叫びだんだん大声になる……、わからなくなる……」。

この分析から、①確認の前にある緊張を軽くするために確認する前にゆっくりと深呼吸をくりかえす。②落ち着いたら自分でいまから湯飲みと言って確認するという。③湯ー飲ーみーとゆっくりと引き延ばしながら発声する。④確認は無理に止めようとしない。ゆっくりとしたいだけして良いことであると思う。⑤大声や叫び声は確認を強くするので、叫ばないでゆっくりと静かな声で確認をする、などの強迫行為への対処の方針を患者といっしょに立てることができた。そして、最初におこなったことは、診察室で湯飲みを前において深呼吸の練習と、ゆっくりとした動作で湯飲みを触り、ゆっくりと湯ー飲ーみーと言い、ゆっくりと時間をかけて確認をする練習だった。

（五）他者の観察による刺激－反応分析

他者の観察による刺激－反応分析も子どもの場合や混乱があるときには、観察や評価の主な手段として用いる。すでに述べたKさんの場合もこれをおこなったことになるだろう。面接による刺激－反応分析に加えて、観察による評価は日常的におこなわれていることであり、不安障害などにおいても、とくに入院治療の初期ではこれを積極的に併用している。観察は重要な臨床手段である。

自分自身で刺激－反応分析をおこなうときも、面接で明らかにしていくときも、他者観察による場合でも同じことであるが、刺激－反応分析をおこなうときは、先行刺激状況からでも反応からでも結果刺激状況からでも、どこからはじめてもよいことではある。しかし、反応のところから始めるとわかりやすく分析しやすいことが多い。問題はあれこれの評論や評価といっしょになって訴えられているることが多いが、そのなかの反応であれば比較的に単純に訴えられており、とらえやすいからである。

反応は、不安になる、手を洗う、大声をだす、裸になる、叩く、確かめる、吐く、泣く、のように具体的に表現されやすい。その具体的に単純にとらえることのできる反応をまず分析の真ん中において、そこをさしあたり刺激－反応分析の出発点にするとわかりやすい。その反応をまずとらえて記述して、そこから、その反応が生じている状況を探す。また反応にともなって生じている状況や状況の変化を探す。このように分析をすすめると、連鎖をとらえやすく混乱も少なくてすむことが多い。もちろんさきほども少し述べたように、状況を探すときに、治療者が想像したりあれこれ考えてみたりすることがこの作業をすすめやすくすることは当然なことである。とらえようとしていないと目の前で展開されていることもつかめないこともある。これも行動療法に限ったことではないだろうが。

わたくしがよく参考としてあげている「お母さんの学習室」にも、母親に必須な学習課題として、プログラムの初期に行動分析と行動記述が組まれている。そこでは観察の方法や行動分析の仕方などがテーマになっていて、問題のとらえ方を母親が学習できるようになっている。まず、観察の対象にする問題を、はっきりと具体的に記述する。たとえば、(子どもが) ひっくりかえって泣く、というように記述する。そして、母親はつぎに、その問題について、問題が起こった日と時間、問題が起こる前にあったり起きたりしたことがら、ひっくりかえって泣くことの激しさの程度とその持続する時間、母親がおこなった対応や起こった出来事など、を観察して記録する。そしてこの観察記録から、母親は子どもの泣くことがどのようにして始まり、どのように泣き、どのようにして終わるのかを知ることができるようになり、その観察から、子どもの問題行動が持続する理由を知り子どもが泣くことを理解できるようになる。そしてその後に続く学習室では、母親はその理解をもとにして子どもの泣くことへの対処の方法を考えて対処できるようにすすんでいく。そして、この母親の対処行動の変化は子どもにもひっくりかえって泣かないでよいような生活技術を学習できるようにすることでもある。

初診時に発達指数が一八の（数年後には中度精神遅滞とわかった）誰彼かまわずにみえるひどい暴力があった、九歳の発達障害をもつ女児Mちゃんの暴力の刺激‐反応分析について述べる。

家庭ではとくに母親に強く向けられたひどい暴力のために養育がむずかしく、母親はそのことを自分のせいだと自分自身の子どもの頃の状況と関係づけて考えており、自分には母親の資格がないのだと悲観していた。Mちゃんに入院してもらい生活習慣と暴力やほか子どもたちとの関係のもち方を観察することにした。生活習慣はどれも未学習で、排尿便も摂食も更衣も人まかせであった。たとえば、食事は手づかみか看護者が口に入れるのを歩きながら飲み込むような食べ方でとっていたし、更衣もかまわずに動き回るMちゃんのあとから看護者が衣服をもって追いかけて着せかけていた。しかし、そのような生活習慣のなさに不釣り合いなほどに状況の把握はできているようにみえ、アアとかマアとかの発声にはその場に応じた表情がみられた。

暴力は蹴ったり叩いたり押したり髪をひっぱったりなどであった。暴力は人との関係のなかだけで起きていて、一人のときはみられなかった。暴力はその理由の推測がむずかしいものもあったが、大半は、自分が歩いている前にほかの子どもが立ち止まって行く手をふさがれたときとか、ほかの子どもに物を渡そうとして気づいてもらえなかったときなどのような、意味が推測できるものであった。

また、スタッフには暴力はほとんどなかったし、あってもスタッフがほかの子どもの面倒をみていてMちゃんの方に向かなかったりなど、暴力の理由が推測できるもので、しかも軽いものであった。また、そのときでもスタッフが叩きかかったMちゃんの腕をつかんで、いけません、と言うとそれ以上の暴力になることはなかった。しかし、母親には病棟のなかでもひどい暴力がみられた。母親が病棟に入ってくると、遠くにいてもすぐに母親をみつけ、マアーと叫び、母親の方に走って行き、しかし、近づくと殴る蹴る、髪の毛を引っ張るなどひどい暴力になっていた。母親は病棟に入るときからびくびくした様子で、Mちゃんが近づいてくると叩かれまいとするように身を屈め、うずくまり、そしてなされるがままになっていた。見ていてとても辛いものであった。

このような観察から、Mちゃんの暴力の大半は、人と関係をつける手段ではないかと分析できた。そして、母親とのあいだにおいてそれがもっとも強いのではないかと仮説することができた。また、相手や状況によって関係のつけ方が異なることから状況を把握することはできており、それらに比べると不釣り合いに生活習慣が未学習であり、したがってまだ学習できるところがあるのではないかと考えた。そして発達指数は一八よりも高いのではないかと推測したのである。この観察と分析から、子どもに基礎的な対人関係技術と基礎的な生活技術の学習を目標にして治療することが必要であると考えた。そして、その学習治療に母親にも訓練者として参加してもらうことが、子どもの母親との関係のつけ方を穏やかなものにするだろうし、母親も親としての自信がもてるようになるのではないかと仮説した。

そうして、母親を治療者として訓練しながら母親といっしょに治療したのであるが、その治療経過は第Ⅳ部に述べているのでここでは省略する。脇道に逸れるが、わたくしたちはこの経験から、障害をもつ子どもの親へのこのような方向からの援助の必要性を痛感して「お母さんの学習室」をつくったのであった。

三 問題の循環的、動的な見方

ここまで臨床における刺激－反応分析の方法を述べてきた。すでに述べたように、刺激－反応は連鎖しており、ひとつの反応のなかでも刺激－反応連鎖がある。また、その人のひとつの問題と他のことがらとも刺激－反応の連鎖をもっているし、さらに、ある人と他の人との関係もこの刺激－反応連鎖でみることをする。

わたくしは、このような見方は、そこにあがっている問題を、その人のなかでの、その人と家族や学校などの環境との、開放されて連結されている刺激－反応系としてみる見方であると考えてきた。ひとつの行動はほかの行動へ影響をあたえているし、また、その人の行動は家族などの周りにいる人へ影響をあたえている。そして、その変化は関連し合っている。このような見方は問題をみるときに、これが原因であり、これが結果であるというような垂直な見方のかわりに、関連の仕合いというような水平な循環的な動的な見方をするということでもある。

そして、この問題の循環的な動的な見方は、治療をすすめるときにとても柔軟なすすめ方を可能にしている。治療をすすめるときに、この見方は治療の入り口も多様にしてくれる。したがって、治療を、治療しやすいところから、変わりやすいところから、一番困っているところから、よくわかっているところからなどのような、実用的な視点ですすめることを可能にしてくれる。また、患者の問題ではあっても、患者だけの治療に限らずとも、患者と刺激-反応連鎖をもっている家族を対象にして治療をはじめることも可能である。

さきに述べたLさんの儀式的な強迫症状を強めていることがらのひとつに、Lさんの機嫌の良し悪しがあることに両親が気づいていた。そして、両親はLさんが機嫌が悪くなるのは両親との会話のときが多いということも観察してくれた。そこで、両親にLさんが機嫌が悪くなった両親との会話の内容を、記録してもらうように頼んだ。会話が、内容は正しいのではあるけれどもLさんの話の筋と違う情報をあたえることになっていたり、ひとつの話のあとにすぐ他の話をしたり、Lさんの話を途中で遮って違うテーマの話になったり、などのときに、Lさんは不機嫌になっていることが両親の記録でわかった。そしてその不機嫌は両親の不機嫌を誘っていることもわかった。この両親がおこなった観察から、わたくしは両親がLさんとの会話の仕方の練習をすることをLさんの治療に追加することにした。診察室で、わたくしがLさんの役になって両親と会話の練習をした。両親が記録しているLさんと両親との会話を診察室で再現して、そのあと障害があるLさんが混乱して不機嫌にならないですむような、混乱のない、簡潔な会話の仕方を話し合った。それはたとえば、ひとつの会話はひとつの話題だけにする、などの会話の仕方であった。そして、それまでの会話を修正するようにして両親とその新しい会話の仕方の練習をおこなった。両親、とくに父親はこの会話練習をしながら、つくづくと、「シンプルにすればよいのだ。今まで彼にわからないことを言って混乱させていた。自分たちだってシンプルの方がよい」と語っていた。ここでは強迫症状の治療に、症状の出現と関連をもっていた不機嫌と、さらにその不機嫌と関連をもっている会話について、会話のやりとりのひとつである両親の会話の仕方を治療の対象にしたわけである。これは問題の刺激―反応の連鎖の見方であり、また、循環的な動的な見方のわかりやすい例でもあると思う。

行動療法の基礎技法を、変容技術と対象認識把握技術とに分けて述べた。臨床の現場では、いくつかの例でその一部を示してきたように、これらの技術をもって臨床に臨み、問題とされていることがらを具体的にとらえ、治療の対象を決め、治療の方向を考え、方法を工夫し、おこない、結果を検討することをくりかえしているのである。第Ⅲ部は、そのような行動療法のおこない方に話をすすめる。それも技術として表現するならば、上記二つの技術を、実際の臨床現場でどのように用いて役立たせるのか、という臨床適用技術、になろうか。

第Ⅲ部　治療をすすめる

第一章　行動療法のすすめ方1

第II部で行動療法の基礎技法について、変容技術と対象認識把握技術とに分けて説明してきた。基礎技法の原型を述べ、ついで、臨床での技法の適用の実際を示すために、症例の一部を述べた。そうしたのは、技法を実際のこととしてわかりやすく説明するためもあるが、それまでは無味乾燥な技法にすぎなかったものが、臨床に適用されることによって、その症例ごとに意味をもった独自の治療法に展開していくところを示すことができると考えたからである。

第III部では、そこのところ、すなわち、変容技術と対象認識把握技術をもって臨床に臨み、その臨床の必要性に応じるところ、すなわち、行動療法のすすめ方について述べる。これを前の二つの技術という表現に合わせて臨床適用技術と少しおおげさに表現してきたが、これは二つの技術をもって臨床に臨み、その臨床の要請に自由自在に応じて行動療法という治療法にしていく技術という意味で用いているにすぎない。

本章では、治療の実際を示し、ついで治療のすすめ方としてみえやすいところをいくつかずつとりだして説明を加える。序章の、「行動療法をすすめる技術」の項を横においてこの章を読むと、両者共がさらにわかりやすくなるのではないかと思う。

一　症　例

（一）症例Eさん

強迫症状で身動きならなくなっていた二〇歳代の会社員の女性Eさんの治療の経過を述べる。経過観察も含めて二年間の外来治療をおこない、現在は治療を終了して半年経過しているところである。

Eさんは二年半前の一〇月のはじめに母親に伴われて受診した。自分の状態を自分で説明することがむずかしい様子で、母親が代わりに述べた主訴は「物が捨てられない、お金が使えない」というものであった。また、母親の説明によると、「自分の部屋はもちろんのこと、ほかの部屋もベランダもごみ袋と物がいっぱいで、とくに自室は窓も開けられず外も見えない。毎日ごみが溜まっていく」ということであった。また、「事務所から休むようにいわれているが休もうとせず、毎日ロボットのような様子で事務所に行き来し、捨てられない書類の大袋を担いで帰ってくる」ということであった。

Eさんはそのように述べている母親の側に、目を見開いて、硬い姿勢でほとんど身じろぎをせずに座っていた。自分ではなにも話そうとしないが、母親の説明には注意を向けているようであった。母親の述べていることについて、「そうなの?」と聞くと、ほとんど身じろぎをせずに硬い表情のまま、うなずいたり首を横にふったりすることで答えてくれていた。

わたくしは母親からの断片的な情報と、それをもとにして、そこからその状況を思いうかべたり、いろいろと想像したり考えをめぐらしたりしながら、そのときのEさんの気持ちや表情や仕草をそこに思いえがいたり、などをくりかえし続けた。そして、わたくしに思いうかんだことや考えついたことを、そのつどEさんに、このようなことなのかとひとつずつ具体的に尋ねて確かめた。そして、それに対してのEさんの、うなずいたり首を横にふったり、ときにはしかめ顔をしたり、体をこわばらせたりなどの反応を観察した。このようなことを幾度となくくりかえしながら、なんとかとった病歴はつぎのようであった。

初診の一〇カ月前に、このときはEさんはまだ学生であったが、レポートが返却されるときに自分のレポートだけがどこかにいったらしく返却されないことがあった。そのことがなんとなくひっかかって、頭のなかに「違和感」のようなものとして残った。そのことがあって数日ののちに、友達がお金を集めることがあって、友達にお札を渡すとき、それが自分の手から離れていくときに、突然、「なにか頭の中が拘るような感じがして」お札の番号をメモしなければいけないような気持ちになった。そのときはメモをしてから渡した。そのあとからはあまり考えることもなくお金を払うときは番号をメモをしてから渡していた。はじめのうちはお札の番号のメモをするだけでよかったが、それから一〜二カ月たったころ、メモをした紙が見つからなくなってごみ箱を探してやっと見つけ出したことがあった。そのことがあってから急に、番号をメモしていてもお札を手放すことがむずかしくなり、お金を払えないだけではなく、お札の番号が気になり、また、ほかの人がお札を扱っているのを見ても嫌なおそろしい感じがするようになった。そして、間もなく、お金が手放せないだけではなくゴミを捨てるのも怖くなって捨てられなくなった。

母親が娘の異変に気がついたのはそのころで、入社する会社に提出する健康診断のために受診した病院で診察料金を払わないまま帰宅し、病院から連絡があってからのようだった。しかし、このころはEさんはもう自分が手に触れたものはなにも捨てられなくなっていた。たとえば、使ったテッシュも化粧水用のコットンも、アイスクリームの容器も牛乳の紙箱も菓子の敷き紙も楊枝なども、手に触れたものは何も捨てられなくなって、それらを袋に入れて自分の部屋に溜めるようになっていた。

それでも予定どおり四月から会社勤めをはじめた。会社は父親が関係している事務所で、彼女の仕事は書類のコピーや回覧や手紙類やチケット類の整理などの事務雑用の手伝いであったらしい。お金は使うことができずに、どうしても持って出なければならないときは、自宅であらかじめ紙幣のコピーをとって、やっとの思いで持って出ていたようだった。しかし、そのときでもお釣りがあるとそれだけを纏めて封をして持って帰り、それはそのまま使わないようにしてとっていた。給料袋も封を開けずにそのままにしているようだった。事務所でお金を集めたりなどもEさんの仕事であったらしいが、そのようなお金を触る仕事はできずにほかの人が代わってしていたらしい。回覧や手渡しが必要な書類もすべてコピーをしてからしか渡せず、また廃棄処分にする書類もコピー紙の包装紙なども捨てることができずに、それらをロッカーや机の下や事務室の隅に山積みにしたり、置けないようになったものは家に持って帰り、袋詰めして自分の部屋に置いていた。投函を頼まれた手紙もコピーをしてさらに投函するまでに数日を要していたようであった。事務所ではこのようなことだけで一日が過ぎ、ほかの出来事はほとんど記憶に残っていないようであった。Eさんは、事務所からは休むようにすすめられていたようであったし、両親からも休むようにといわれていたが、休むことは考えられなかったようだった。しかし、苦しいので死んだほうがよいと思ってはいたようだった。

その年の六月から二カ所の精神科を受診しているが、医師の質問になにも答えることができないところから受診を拒み、母親だけが代わりに受診して薬物（ＳＳＲＩ）の処方を受け、服薬だけは続けていた。しかし改善の兆しはなく、日毎にごみが増え、母親に台所のごみを捨てさせないようなこともみられるようになったり、また、庭にもごみ袋がたまり出したこともあって、一〇月初めに病院案内をみた母親に連れて来られるようにしてＥさんはわたくしのところを受診した。

Ｅさんは、大人しく少し神経質で頑固なところがあり、友達づきあいは控えめで友人の後ろからついていくようなところがあるにはあったようであるが、友達が少ないというわけでもなく、また、とくにこれまでとりたてて問題になるようなところはなかった女性のようであった。家族は五〇歳代の父母と就職して遠方にいる兄の四人家族で、近郊の一戸建の家に住んでいる、ごく普通にみられるような家族にみえた。母親は子どものことが心配でしかたがない様子であったが、それも過ぎるようなものでもなく、子どもがそのような状態であればそのように心配するのももっともだろう、とわかる程度のものであった。

(二) 治療の経過

(a) 初診時

このようにして病歴をとっていくなかで、わたくしは、Eさんは、物を捨てられなかったり、なにもかもコピーをしなければならないこと、それは苦しいことであること、しかし、そのようにしないとおそろしいこと、などはわかっていること。しかし、Eさんにはそうなる理由はよくわからないし、判断はつかないこと。また、わからなくなっているという自覚はあること。Eさんには、そのような自分自身の状態を自分から述べることはむずかしいこと。しかしEさんははっきりと聞かれるとそれにたいしてはそうであるかどうかの判断はできること、などがわかった。わたくしは、そのわたくしが理解したところをEさんに告げて、その理解でよいのかと尋ねた。Eさんはうなずいてくれた。

そこで、わたくしはEさんに「以前のように、自分で要らないものを捨ててよいかどうか判断できるように、要らないものが捨てられるように、なにもかもコピーをとらないでもよいように、お金を使うことができるように、治療をしようね」と告げた。この説明が少しむずかしかったのか、Eさんはほとんど表情を変えなかった。しかしうなずいてはくれた。母親はすでに前医からEさんの状態を強迫症状として説明を受けていたので、わたくしは、母親の質問に答えて強迫症状の説明とそれが治療ができる状態であることを追加した。ただ、症状が強くあまりにも疲れきっているEさんには、できるだけ症状で対処しないでよいように、また、症状を強める刺激状況を制限できて休める入院治療の方がよいのではないだろうかと、Eさんに少しだけ告げてみた。しかしこの提案はEさんからは即座に首をはげしく横にふることで反対されたし、また同じような理由から仕事を休むこともすすめてみたが、それも同じようにして反対された。そんなことで勤務しながらの外来通院治療をするしかなかった。

そんなやりとりのあと、わたくしはEさんに、「外来で治療しましょう。よくなるから通ってきてね」と告げた。Eさんはうなずいてくれた。そこで、わたくしは、治療に向けた現在の力を探すために、現在、Eさんが家の中で捨てることができているものがなにかないかを探すことにした。わたくしの質問にEさんは目を見開いているだけであったが、母親がやっと、「夕食のあと食卓でぶどうの種(ちょうどその季節であった)を何回も数えていたがそれを食卓の上にそのまま置いていたことがある。そのまま捨てたがEさんは黙っていた」ことを思い出してくれた。また、わたくしも、Eさんがお弁当をもっていっていることを母親から聞いていたので、弁当箱に残ったご飯の残滓や食べ残しはどのようにしているのかを知りたくなって母親にそのことを尋ねた。Eさんが弁当箱を食卓に置くので、それを母親が洗って残りかすなどは捨てるがそれについては嫌がったり拒否したりすることはないことがわかった。まったくなにも捨てられないと考えられていたところにもできていることはあった。そこで、さしあたり、そこの、いまあるところをまず治療の出発点にして治療をはじめようと考えた。

そして、Eさんに「自分で捨ててよいかどうかを判断できるようになるために、また、いらないものを手放すことができるようになるために、お金が使えるようになるために、まず、捨ててよいごみを捨てる練習をしよう」と提案した。Eさんは目を見開いたままであったがうなずいてくれた。そこで、①夜食に食べたぶどうの種は自分で流しの三角ザルに捨てること。②弁当箱は自分で流しで洗い、その洗いかすは三角ザルに捨てること。そして①も②も、そのあと母親がそれをごみ袋に捨てるがそれはお母さんのごみでお母さんの仕事であるから、捨てないで、といわないこと、とはっきりと告げてみた。そして、これは少しむずかしいと考えられたが、どのような反応をするかを確かめたかったこともあって、試みとして、③（母親にお弁当にアルミホイルの小皿を入れてもらい）アルミの小皿も三角ザルに捨てること、と追加してみた。このようにして初診の診察を終えた。そして、前医と同薬の同量を大量ではあったが処方して渡した。血液検査は予測どおりに断られたが、これは治療の経過を知る指標になると考えた。このようにして初診を終えた。

（b）初診から一カ月の間

つぎの週に受診したときには、初診時よりも少し話すことができるようになっており、言葉数も少し増えていた。宿題の①と②は、毎日できていた。しかし、③のアルミの小皿を捨てることはむずかしかったようだった。このときもまだ、わたくしがあれこれ考えた理由をこんなことかしら？　と尋ねて、それに彼女が答えるというかたちでの答えであったが、できなかった理由は「アルミの小皿はゴミかどうかはわからない。ゴミとは思いにくいので捨てられない」ということのようであった。そして、この迷いは他のものを捨てにくいときにも生じているもののようであった。そこで、「使ったアルミの小皿はゴミになったので捨てるもの」と極端に単純な説明をして、捨てるときにそのように考えて捨てることをすすめた。そしてこのとき、さらに、宿題を追加した。④夕食の皿に残したものは自分で三角ザルに捨てる、と教示した。

この治療導入の一カ月間は、このほかにも、大量に溜まっている職場の回覧書類のコピーを治療の対象にすることにした。これを治療の対象にまず選んだのはコピー書類が大量になって緊急を要する事態になっていたこともあったが、仕事のなかでは恐怖がもっとも軽いことがらであったからである。アルミの小皿を捨てるときにゴミかどうかわからないという迷いが捨てにくくさせていたので、ここでも、「事務所の書類は事務所のものなので、無断でコピーをしてはいけないものである」とまず簡潔に説明した。そしてはっきりと「コピーをしないで我慢してみよう」と教示した。また、「いやな感じが少なくなるまで待っていよう」と告げた。そうすることでときどきはコピーをしないで我慢することができるようになった。また、直接対象にしなかったコピー紙の包み紙のコピーもしないですませることができるようになった。さらに、頼まれた手紙もコピーしないで投函することもときどきではあるが、できるようになっていた。一カ月経過したころは、雰囲気が少し優しくなり表情も少し動くようになったし、会話が少し自然な雰囲気でできるようになった。

(c) 二〜三カ月間

二カ月目に入ったとき、Eさんは憔悴した様子で来院した。事務所に何人かの新人が入ってきて、それまで一人で三つ使っていたロッカーを開けなければならなかったり、机のまわりに山積みにしていた書類をよそに移さなければならなかったり、Eさんの面倒をみていた女性が辞めたりして、書類の整理と、新しい事態が生じるかもしれないことの不安(たとえばお金の出し入れを受け持たなければならないのだろうか、など)が強くなったことによるもののようであった。憔悴の様子がひどかったので、わたくしはまた、入院をして少し休んでみたらどうかとすすめた。Eさんは断った。しかし、このときは前のように首をふり続けるだけとは異なって、はっきりと「少し疲れているが、できることがふえている。大分よくなってきていると思う。先に入院しなければならないときがあるかもしれないけれど、いまはこのままで外来で治療を続けたい」と述べた。最初のEさんとは別人のように自分で考えることができるようになっており、しっかりとしていた。

そこで、ここから自己観察記録を治療に追加することにした。自己観察記録には治療のテーマにしていることと、その結果を記録してもらうことにした。横軸に、治療のテーマ、このときはまだ少なく、家庭では夕食の残りを三角ザルに捨てる、とか、職場では、回覧書類をコピーしないで回す、投函を頼まれた手紙はコピーをしないですぐに投函する、などを書き、縦軸にその成果を○×で、また、そのときの不安の程度を一〇点法で記入するようにした。最初はこのような簡単な少ない課題であったが、治療がすすむにつれて項目を追加し、評価も記述を入れたりして複雑にしていった。また、これはさらに数カ月もあとになってからのことであるが、改善するにつれて、Eさんは日常のなかでときどき自覚される症状も自発的にとりだし、それを治療のテーマとして積極的に課題にしてとりあげたりするようになった。さらに、しばらくするとEさんの気持ちや希望も書き加えられるようになり、この単純な自己観察記録は楽しい生活記録にもなっていった。

三カ月目に入ると採血をすることができた。採血の前に、採血した血液は病院のものになること、注射針も消毒綿も決まった方法で処理しなければならないので戻ってこないし渡すこともできないこと、をあらかじめ説明して、あきらめてほしいと告げた。少し嫌そうな表情をしたがすぐに思いきったようにうなずいた。採血のあとは消毒綿を、「ちょっと触らせて」と触ったが、すぐに、「もういい」と捨てた。あきらかに、物が自分から離れてどこかにいってしまうことの恐怖やこだわりは軽快していることがわかった。またこのころから、それまでは、自己観察記録表を手放すのができずに持ち帰っていたが、記録表を二部つくって一部をカルテ用にと渡して帰ることができるようになっていた。

(d)　四〜六カ月間

ここから治療の対象を広げていった。家のなかではこれまでの治療テーマに加えて、台所の三角ザルに捨てる課題を増やし、お菓子の下敷き、牛乳パックなどの紙製の容器を追加した。さらに、リビングのゴミ箱に、テッシュや綿棒を捨てることを追加した。リビングのゴミ箱に捨てるのはEさんにとってはゴミであるかどうかわからなくてむずかしいものではあったが。また、事務所でも、さらにチケットなど高価なものを扱うときにもコピーしないということを課題に加えた。失敗もあるが、できることが多くなってきた。

Eさんは「考えかたが変わってきた。怖くてしかたがなかったのが、できたらいいなとか、こうしよう、と考えるようになった」と述べるようになった。そこではじめて、風の通りをさえぎっているベランダのゴミ袋のことを、「ベランダのゴミも捨てようと考えられるようになったらいいね。もうすぐ春がくるので風が通ると気持ちいいだろうね」と話題にした。Eさんはできそうな気がする、と答えていた。このころになると事務所のほかの人たちと外で昼食をとったりすることもでてきた。また、そのとき、使った割り箸やウエットテッシュを、思いきってそのままそこに置いてきたことなどを話題にすることもあった。「気になったけれど、そのまま帰ってきたら、事務所につくころには気にならなくなっていた」などと述べたりするようになった。そこでわたくしは「はじめのうちは嫌な気持ちがあっても我慢してしなければいけないことをしていると、嫌な気持ちは軽くなる。嫌な気持ちの通りにしていると嫌な気持ちはかえって強くなって、しなければいけないことができにくくなる」と、ここでもう一度これまでおこなってきたことの治療的な意味を、それぞれについてはっきりと説明した。そして、「ベランダのごみを捨てるときも、はじめは嫌な気持ちがあって捨てるのに勇気がいるけれど、時間がたつとその気分はよくなるしすっきりした気分になる」と告げた。その診察のすぐあとに、Eさんはベランダのゴミを二週間かけて自分で捨ててしまった。部屋のごみ袋も数個を残して捨ててしまった。数個はもう少ししてから捨てるということであった。捨てた感想を聞くと、「はじめは抵抗のような気持ちが強かったけれど、きれいになる方がよいと思って思いきって捨てたら気分がすっきりした」と述べていた。残りの袋もつぎの来院日までには捨ててしまっていた。落ち着いた様子であった。

このころ、Eさんは自分の状態を六割くらい良くなっている、ととらえていたが、まだEさんの生活は家と会社の行き帰りだけの生活であった。そのことについてEさんの気持ちを聞いた。Eさんは、学生のときのように友達と旅行したり、買い物したり遊んだりできるようになりたい、と述べた。そして、お金が使えないところを治したいと自分から話題にして、「お金を使うとお金が自分の手を離れて日本中に行ってしまって二度と戻ってこない。それが嫌でおそろしい」ので使うのが怖い、そんなことが怖くならないようにお金が使えるようになりたい、と述べた。そしてEさんは、それまで怖くて母親にまかせていた病院の受け付けや支払いを自分でしたいと希望した。

(e) 七〜一二カ月

このころは、Eさんはまだ、自分の給料袋は開けられずに、必要なときだけ、そのつど母親からお金をもらい、それをコピーしたあと使い、余ったお金はまた袋に入れてホッチキスで留めて、しまっているという状態であった。そこでまず、自分の給料袋からお金をとりだしてそれを使うことからはじめることにした。これは、はっきりと、このようにしたらよい、とすすめるだけでできるようになった。病院の支払いは、一回目は緊張した状態であったが、コピーをすませてきたお札で支払い、お釣りを袋に入れてその場でホッチキスでとめてすませた。そこで、治療ではつぎの支払いの仕方について話題にし、支払いは一回目の釣りの袋から支払う、と教示した。このような、直接的なはっきりした教示と説明と、できたことへの強化がそのつど必要であったが、病院での支払いは間もなく、お札の番号を控えておくだけでできるようになった。

このころ、診察では、ファッションや化粧や買い物や旅行の話を積極的に話題にして、Eさんの気持ちの動きを確かめてみた。強迫症状があるので買い物ができないためか、Eさんはいつも同じような黒っぽい洋服を着て、また、素顔で受診していた。そこのところを話題にすると、Eさんは、洋服も、靴も、口紅も化粧水も欲しい、前のように買い物ができるようになりたい、と真剣な表情で訴えた。そこから、Eさんが希望した、「買い物ができるようになる」ことがつぎの治療の目標になった。まず、母親といっしょに洋服や靴や化粧品を見てまわることをすすめた。そして、そこで欲しいものがあれば、思いきって試着をするようにすすめた。試着して品物を戻すときに症状が出て戻すのが怖くなっても、あわてないで戻すこと。戻したあと気持ちが残っていても確認をしないで店からすぐに出ること、など、強迫行為をしないですませられるような対処の方法を直接、具体的に指示した。このころの治療は、あの店にはこんなものがあったなどの話題が弾んだ。化粧品店に行って、香水のテスターをつけたり、化粧品を試用したりなども治療のテーマにしたが、香水を試用してそのままそこに瓶を戻してこれたことを診察室で報告するときなどは、Eさんは診察椅子にかけるなり嬉しくてたまらない様子で、それを話題にした。そのようにしながら、簡単な買い物、たとえば牛乳を買うなどをひとつずつ治療のテーマに追加していったが、これを続けるために、たとえば、母親に家族の朝食用のパンは毎日Eさんが事務所の帰りに求めてくることに決めてもらったりなどもした。

(f) 一年から治療終了まで

治療開始して一年過ぎたころは、症状はときどきはあるものの持続してはみられなくなった。お札の番号の記録はほとんど不要になってきた。生活も会社との往復だけではなく、友達と食事や買い物に行ったり、休日には泊まりがけで遊びに行ったり、スポーツクラブに入り仕事の帰りに寄ったりなど、年齢相応の生活ができるようになった。化粧気がなく地味であった外観が変わって、大人しそうであるが、可愛いらしい元気な若い女性になった。仕事の上でもほかの事務所への出張もするようになった。生活の様子は楽しげになっていた。Eさんは自己観察表をつけ続けており、ときどき自覚される症状は記録して注意して、それを診察のときに話題にしたりなどして自分で対処していった。後半は通院も一月から二月に一度に間隔を延ばし、薬は減量して中止し、初診から二年経過したところで治療を終了した。

二　治療のすすめ方

Eさんの治療の経過のなかで、比較的にみえやすい治療のすすめ方を、いくつかとりだして、それらについて簡単に説明する。

（一）問題を具体的に把握し、具体的に理解する

行動療法の第一の特徴は、なんといっても苦痛や問題を具体的に把握し、具体的に理解し、そして具体的なところで治療をすすめるところであろう。この症例でも、そのようにして治療をすすめた。問題がどのようなことであるかをなんとかあきらかにして共通の理解のもとに置くようにした。そして、そのつど、問題のどこを、なにを治療するのかを具体的にあきらかにわかるようにして治療をすすめている。

第Ⅱ部四章の対象認識把握技術のところで、刺激－反応分析について説明し、実際の用い方も示している。この症例でも経過の随所で刺激－反応分析をおこなっているわけであるが、とくに初診時の面接は、この刺激－反応分析をし続けているということになる。うなずくか首を横にふるかでしか、自分のことや自分の気持ちを表現することができなかったEさんに、わたくしは、Eさんの苦痛を理解するために、状況を想像し、その状況でのEさんの気持ちを推測し、Eさんの表情や態度をあれやこれや思いうかべ、周囲の反応をいろいろと考えた。そして、それらをEさんに質問して、Eさんの、

うなずいたり首を横にふったり、表情をかえたりなどの反応をみた。このようなことをくりかえすことでEさんの苦痛を具体的に把握し、把握できたところをあらためてEさんにそれでよいかどうかを確かめている。そして、これをくりかえしている。

大きな病理理論にもとづいて治療がすすむわけではない行動療法では、その臨床のそこで、具体的なところで、患者の苦痛や問題を把握して理解するしか理解のしようがないし、そのようにして理解しないとその患者にとっての的を射た治療はすすめられない。ここで用いる刺激－反応分析の枠は、患者があらかじめもっているものではない。この枠は行動療法をおこなう治療者が手段としてもっている認識枠にすぎないものであり、実際において縦横無尽に用いて役立てるしかないものなのである。治療者はこの認識枠をもって患者に対し、あれこれ考えをめぐらせながら、よく聞いて、よく観察して、よく感じとって、よくイメージしながら、問題を具体的なところでとらえるのである。このようにして治療者が患者の問題を具体的に把握する過程は、そのまま、患者にも自分の問題や困難を理解する方向へと向かわせることになりやすい。Eさんの経過にもそれが示されている。

また、このことは、患者に治療者が自分の困難をわかろうとしてくれているといった治療における安心感や信頼感を抱かせやすくもするだろう。そのような感想を述べる患者は少なくない。

先にほんの少しだけ初回面接での刺激－反応分析の様子を述べた女性Jさんに、わたくしは初回面接のあと、わたくしがどの程度彼女の症状や苦痛を理解したと思えるかと尋ねている。Jさんはしばらく考えたあと七割くらいかなと答えた。さらに、Jさん自身がわかった程度を質問したら、また、しばらく考えて、やっぱり七割くらいかなと答え、治療者のわたくしの方が少し多く理解しているような気がすると付け加えた。そして、この診察を受ける前には(やはり彼女も数カ所での治療歴をもってはいたが)自分がどのようにあるのかがわからずにつらかった、診察を受けて安心した、治りそうな気がする、とも述べていた。実際に治療は一年で終結できた。

(二) 現在の治療に向けての力をみる

現在を積極的にみて、その現在の力を大切にし、そこから治療をはじめることも行動療法では大事な治療のすすめ方になる。

Eさんは、自分から大切なものが離れてどこかに行ってしまうという恐怖が強く、その恐怖のために物を手放せなくなって貯め込んでいたし、お金などは手に触れることもおそろしく扱えなくなっていた。それがEさんの苦痛の中心にあったので、その苦痛を軽快させて生きやすくすること、すなわち、触れる必要がある物を自由に扱えて、必要がなくなると自由に手放すことができるようになることが、そのときの臨床の目標である。わたくしは、その目標から、目標に向けてEさんがいまできているところをなんとか探し出している。そしてなにも捨てられないとみられていたEさんにも、ぶどうの種はそのままにしておくことがあること、弁当箱の残滓はとりおかないでもよいこと、をなんとか探し出した。そして、そこを、しっかりと、意図的に、できるようにすることを治療のはじまりにした。いまあるところを大切にしてそれを力にしてそこから治療をすすめたわけである。このようなことは学習を主な手段にしている行動療法にはとても必要な治療のすすめ方のひとつであると思う。

似たようなことであるが、治療開始して二カ月目に入ってから、そのときの治療のテーマとその結果についての自己観察記録をはじめている。それをはじめたのは、そのとき話題になった入院に関してEさんが述べたことの内容から、Eさんは初診のときとは異なって、自分で考えることができるようになっているとはっきりとわかったからである。そこで、その力を治療のなかにとり入れることにして、初診のときには考えることもできなかった自己観察記録を、効果を持続させる目的で用いることにしたのである。そして、この記録は治療がすすむにつれて、このときの目的を超えたものになって治療を支えた。

(三) 理論的に適用できる技法を、その症例で用いられるようにして用いる

この症例で一貫して用いている技法は、曝露反応妨害法である。Eさんの主な症状は、自分の触れたものがどこかに行ってしまう、という強い不安のために、物を触りずらく、触れたものは捨てられずに貯め込んでいたし、その不安がもっとも強いのが「日本中にいってしまって二度と戻ってこない」お金であった。曝露反応妨害法は、第II部第一章で概略を説明している。ここでは技法を説明することが目的ではないので簡単に述べると、この技法は、強迫症状を生じさせている状況に、強迫行為――このなかには行為だけではなく観念やイメージも入るが――をしない(反応妨害)で、対する(曝露)ことを続け、それによって強迫症状が軽快することが期待されている技法である。また、曝露反

応妨害法をおこなうときには、この治療過程がすすみやすいように行動療法のほかの技法をいろいろ用いることが常であるがこの症例でもそうしている。たとえば、教示、自己観察記録、強化など、あちこちで用いている。

ここに詳細に示したEさんに用いた曝露反応妨害法は、Eさんのための独自の曝露反応妨害法になっているのである。

Eさんが変化するにしたがって治療の対象を難しいことがらに広げ、また、Eさんの力が自発されるようにしている。たとえば、治療法についての理論的な説明も、Eさんが理解する兆しがみえはじめたときに、すかさずにおこなった。そうすることで、説明による負担や混乱をさけ、また、Eさんにそれまでの治療とその変化を体感できるようにし、さらに自発的に治療がすすむようにこころがけた。曝露反応妨害の対象も、ささいな行為から日常生活へと、Eさんらしい生活ができるように広げていった。

曝露反応妨害法という理論的に適用できる技法を、Eさんが彼女らしい生活を送るという臨床の目的に向けて、そのときのEさんに可能な課題を探して、課題に合わせてEさんに用いられる方法を考えて用い、その結果を確かめ、効果を維持できるようにしながら、使い続けたというところだろうか。

第二章　行動療法のすすめ方2

これまで述べてきたように、方法としての行動療法の実際では、治療者は変容技術と対象認識把握技術をもって、その臨床に臨み、問題はどのようなことなのか、と具体的なところで把握する。そして、問題のどこを治療の対象にしやすいのかと検討して、さらに、どのような技法をどのように用いて治療すればよいのか、と仮説する。そして、おこなって結果をみる。このような仮説と実践と結果の検証を幾度となくくりかえしながら治療をすすめているのであるが、治療がすすむにつれて、問題の把握も治療の対象にできるところも治療の方法も、確かに、広く、深く、また、だんだんと自然なものになり、患者の自律にまかせて治療がすすむようになる。前章で述べたEさんの治療経過もそのように治療がすすんでいることが示されていると思う。

前章では、治療のすすめ方について、三項目、すなわち、①問題を具体的に把握し具体的に理解する、②現在に治療に向けての力をみる、③理論的に適用できる技法をその症例で用いられるようにして用いる、をあげて説明した。このようなことは、治療のどの段階においても必要な治療のすすめ方であり、行動療法における治療のすすめ方の基礎的なことである。今回述べることも治療のどの段階においても必要なことではあるが、ここでは治療のすすめ方を治療の過程のおおよその順をおって説明することにする。

一　治療をはじめるときに配慮するところ

(一) 問題や症状で対処しないですむように状況や環境をととのえる

治療をすすめるとき、なにはともあれ、患者ができるだけ問題や症状で対処しないですむように、したがって少しでも問題や症状を生じにくくさせるように、状況や環境をととのえることが、学習を手段にしている行動療法をすすめるさいに、まず配慮することのひとつであると考えている。問題や症状は困難に対して仕方がなく生じており、しかも、それによってますます困難を強めるようになっている患者の対処方法であると考えると、このことはとても理解しやすい。そして、そこから問題の理解もすすむし、治療の方法や方向がわかりやすくなるし、工夫しやすくなる。

前章に述べた症例の経過では、自分からは症状や状況を説明できないくらいに混乱していたEさんに、わたくしは初回の面接で、Eさんが少しでも症状で対処しないでもすむように、症状を生じさせている環境をととのえること、すなわち、Eさんができるだけ物を扱わないでもすむように環境を準備することを目的にして入院をすすめた。しかし、彼女は希望しなかったので外来での治療にならざるをえなかった。そこで、症状ができるだけ生じないように、症状でなく対処できているところをなんとか見つけ出して、そこのところをあらためて明確に指示をすることで、状況をととのえるように工夫している。また、序章で述べたAさんの治療でも、二回目の面接で、食べ吐きの開始の時間を設定し、それを時計のベルをならすことによって食べ吐きの時間環境を構造化することで、食べ吐きの苦痛が少ない時間をもてるように試みている。

もっとわかりやすい例は、第Ⅱ部二章の構造化の説明のところで例として述べている二〇歳代の男性Bさんの入院治療を可能にするためにおこなった環境の準備の例である。彼は、体を動かしたり、人と接触したりする可能性がわずかでもある状況では、大切なものをなくしたのではないかという恐怖と確認が強く、ほとんど体を動かすことができなかった。そのために、人と接触したり体を動かすことが少ないような環境を準備することが、まず治療のはじめに必要になった。そのために、生活の空間を自分もほかの人も自由に出入りができないような、また、うっかりと動くことをむずかしくするような環境の準備をした。実際には施錠ができる個室を彼のために準備してその部屋を施錠し、ベットから離れないようにと記した張り紙を貼り、病室に出入りするのは主治医と受け持ち看護者のみにする、ということを明白に示すことであった。このような環境の整備をすることで、Bさんの不安が少しだけではあるが軽くなり、入院治療をはじめることができた。

（二）治療の初期になんらかの変化が生じるように心がける

わたくしはできるだけ初回の面接からなんらかの治療的な介入をおこない、治療の初期になんらかの変化が生じるように心がけている。前項に述べたようなこともその方法のひとつになると思う。このように心がけているのは、ひとつには患者の苦痛をわずかではあっても軽くすることで治療をすすめやすくすることでもあるが、また、初期にわずかでも、また、どのような変化でも、変化をみることで問題をみる目を広げやすいし、また、治療が積極的にすすみやすいし、効果もあがりやすいように思うからである。これらの配慮も学習を手段にしている行動療法では欠かせない大切なことであると考えている。

前章のEさんの治療においては、初回の面接で、治療の目標に向けて現在できているところを探して、あらためて宿題としてそれをおこなうことを教示している。それによって、おこなえているところを自覚できやすいようにして、治療に向けての力を持ち上げることを目指した。そして、実際にそのように変化した。また、序章で述べたAさんの治療においても、初回面接時に、食べ吐きのはじまりと終わりの時間を記録するように宿題を出し、さらに、二回目の診察時には、食べ吐きをはじめる時間をあらかじめ決めることで食べ吐きをすることの葛藤を少しでも軽くするように試みたり、一連の食べ吐き行為の一部を直接的に教示をおこなうことで苦痛が軽くなりやすいように変化するよう試みている。このように変化すると治療はさらにすすめやすくなる。

二　治療の入り口をみつける

治療をはじめるとき、問題のどこかを手掛かりにして、まず、そこに焦点をあてて治療をはじめることになるのであるが、行動療法においては、問題のどこをこの治療の入り口にして治療をはじめるかは、まったく、そのときの治療のすすめやすさのような実際的な理由によってよいことである。そして、わたくしは、そうすることに理論的な制約がないことが行動療法の臨床的な利点のひとつになりうるとずっと考えてきた。行動療法にこの利点があるのは、これはすでに第II部において述べているところであるが、行動療法が、刺激−反応分析を基礎技術にした対象認識把握技術をもっているからに他ならない。この技術は、問題の把握や理解において、この問題の原因はこれであるといった原因の垂直的な探求よりも、循環的で、かつ、動的な見方にいきいきと役立つのである。

症例を述べて、ついで説明する。

（一）患者がしたいと考えているところを探して、それができるようにすることを治療の入り口にした、引きこもりの対人恐怖の男性Nさんの例

（a）症例

治療を終わってもうずいぶん経つが、両親に連れて来られるようにして診察室にあらわれた当時三〇歳代の男性Nさんの主訴は、自分はだめな人間であり死んだ方がましであるということと、人が

おそろしくて人のなかに入れない、というものであった。

Nさんは小さいときから友達づきあいが下手で緊張しやすく、高校のときには学校に行けなくなり一年間休学している。大学卒業直後に会社に勤めたが、そこは自分にとって勤める価値がない会社であると考えて一カ月足らずで辞めた。その後はそれから初診時まで働かないでずっと家で過ごしていた。Nさんは自分を知っている人と会うのがおそろしくて苦痛であり、近所の人や親類の人が来ると隠れて会わないようにしていた。Nさんは、そんな自分の生活について近所の人たちが悪く噂しているはずである、とずっと思ってきた。家の中では家人（両親だけであったが）とは話をしていたが、話はほとんどが人の非難や政治や経済などの評論的な話に終始していたようだった。ときどき一人で知っている人のいるはずのない遠方の町に出かけて、買い物をしたり、パチンコをしたり、図書館に行ったり、喫茶店でゆきずりの人たちと話をしていたようであった。そしてそこでの話題は政治や経済の評論のような実生活から少し離れたものに終始していたらしい。そのようなことはNさんにとっては苦痛ではなく、むしろ気晴らしになっていたようだ。しかしNさんは、そんな生活をしていてはいけないとずっと考えていた。そして、こんな生活をしているのでは生きていても仕方がないし、生きている価値もないので死んでしまいたいと考えていて、それをよく家人にもらしていた。

初診時に、わたくしはこのような病歴を、いつもそうするように、治療の入り口をどこにできるのだろうかと考えながら聞いた。Nさんは二つの悩みを訴えていた。ひとつは、自分は駄目な嫌な人間であり生きている価値もないので死んでしまいたい、という自分自身を無価値であると考える悲観的な評価であった。そしてもうひとつは、知っている人に会うのがおそろしいという対人恐怖の訴えであった。自分はだめな嫌な人間で無価値であり死んでしまいたいという自分への悲観的な評価は、Nさんによれば、人に怯えて、しかも人の非難ばかりして働かないで大きなことばかりいっている、そんな自分への評価のようであった。そんな生活をしていればそんな評価になるのも仕方がないことかもしれないと考えられるような評価ではあった。

わたくしは、訴えられている悩みのひとつである自分に対するこの悲観的な評価が少しでも生きやすいものに変わるには、この悲観的な評価の根拠になっている生活の仕方が少し変わればよいのかもしれない、と考えてみた。人がおそろしいというもうひとつの訴えもある。しかし、Nさんは、知らない人とは話をしたりお茶をのんだりすることができているし、Nさんにはそれが気晴らしにもなっているし、それに初診時には泣いてはいるが、とくにひどい赤面や話すことの困難さや、また他の体にあらわれる強い緊張はみられなかった。さしあたりこの訴えはあとにまわすことができるし、その方が具体的なところで治療をすすめやすいと考えた。

そんなところから、わたくしは、Nさんの生活の仕方はどのようにであれば変われるのだろうか、また、Nさんはどのように変わりたいのだろうか、などと考えながら診察をすすめた。当然のことではあるのだが、どのように生活をしたいのかとか、どのように変わりたいのか、というわたくしの少し抽象的な質問は彼にとってはむずかしすぎるようであった。しかし、いま何かしたいことがあるのかという具体的な質問に関しては、Nさんはある程度は自分の気持ちをつかめているようであった。

いま何かしたいことがあるのかという質問に関しては、Nさんは二つの希望を述べることができた。そのひとつは旅行がしてみたいということであった。そして、もうひとつは流行っている縞模様のシャツが欲しいという、とても素朴なものであった。わたくしはこの彼のささやかな希望を聞きながら、同席している母親が自宅でもこの面接のなかででも、死にたいという彼に、お金はあげるし働かないでもよいから死なないで、と哀願しているのを思い出した。そこで、わたくしはNさんに、母親がお金をあげるといっているので、そのお金でシャツを買ったり旅行したりできるのではないのか、と尋ねてみた。そのわたくしの質問に彼は毅然として、「それは嫌である。自分で稼いだお金でシャツを買いたいし旅行もしたい」と答えたのである。

わたくしには具体的なところでの治療の入り口がここでみえた。そしてNさんの、その訴えられた望みを叶えることを治療の入り口にするために、さらに面接をすすめた。すなわち、シャツを買うか旅行するために必要な金額はどのくらいであるのかと見積もることと、その金額を稼ぐためには働き口がいるのでそれを探す方法をみつけること、を主題にして面接をさらにすすめた。彼は金額を見積もった。そして、働き口を探すためには情報誌が役に立つかもしれないと意見を述べた（Nさんは本屋でよく就職情報誌を読んでいたこともここでわかった）。そして、次回の診察時までに就職情報誌を買ってくるということと、働く理由である好きなシャツを見てくること、という宿題（教示をおこなう）を出して、二週間後の診察を約束して、初回の面接を終えた。

（Nさんはアルバイトの働き口を探して、面接を受け、働きだした。そして、その生活のなかで実際に生じる問題をそれぞれ具体的なところでとりだして、基礎的な生活の仕方、問題への対処の仕方、対人関係の構え方、自尊心、希望、などを、そのつどテーマを追加するようにして治療をすすめることができた。治療のはじめに後回しにした、人がおそろしい、という訴えも、このような治療の過程のなかで診察の七回目から、職場のなかでの誰でもが当然できるような自分を守る主張が怖くてできずに辛い恥ずかしい体験をしたという出来事を契機にして、あきらかな治療の主題として追加した。彼はアルバイトを続け治療開始から一年半後に常勤の仕事についた。恥ずかしげであるが優しい雰囲気の男性になった。そして、二年半後に定期的な治療を終えることができた。）

（b）説明

わたくしが、どのように考えて、このように治療の入り口をみつけて治療をすすめたかは症例のなかですでに述べているので重複するのであるが、少しだけ説明を加える。どのような形であれ、症状であれなんであれ、現在あるところが学習を手段にしている行動療法をおこなうさいの大切な資源になり、出発点になる。Nさんは自分は生きている価値がないので死んでしまいたいと訴えていた。そして人に緊張し人をおそれていた。これは、ともかくも、Nさんが生きる価値を考え、人を意識し、人からの評価に関心をもっているということでもあり、人のなかで生きるということに向けて、Nさんが現在もっている大切な能力である。しかし、それはそのままでは実行に乏しく、思考も中途半端に抽象的で欠けた実行を補えるほど確実ではなく、この不均衡がNさんをますます生きづらくしているようであった。

このようなとき、彼の悩みである自分への評価や人のなかでの緊張や恐怖を直接的に治療の対象にするのは、実行がともないにくいままで治療が理念的にながれやすく、Nさんにはむずかしく、それは、ますますNさんにやりきれない劣等感を抱かせることになりかねないし、また、治療も続きにくいだろう。実際に、どのように生活したいのかというような、それほど抽象的でもないが、また、それほど具体的でもない中途半端な質問は彼にはむずかしすぎた。Nさんにはもっと具体的な、実行をともなって描ける質問が必要であった。

そして、いま何かしたいことがあるのかという質問に、Nさんは具体的な希望を述べることができた。そしてそれはびっくりするほどに素朴な希望であり、均衡のとれたものであり、状況をととのえればNさんができることであった。治療ではその希望を叶えることを入り口にして、希望を叶える過程で生じる問題のひとつひとつをとりだして、それを解決できるようにしていったのである。その過程で、対象にした問題もだんだんと複雑なものになっていった。このようにして対人恐怖の治療をすすめることができた。

（二）問題を治療しやすいかたちにして、そこを治療の入り口にして治療をはじめた長期の治療歴をもっている、生活全般にわたる確認強迫がある三〇歳代の女性Oさんの例

（a）症例

Oさんは、自分の動作や浮かんだイメージや考えや、また、目にとめた文字や物や、読書の内容など、生活のはしばしで体験するところを、何度も頭のなかでくりかえして確かめたり、言葉に出して確認しなければならず、一日の大半の時間をこの確認行為をおこなうことに費やしていた。このような症状が自覚されはじめたのは大学三年生のときからのようで、それ以来、現在までずっと三カ所の精神科でそれぞれ精神療法と薬物治療を受けてきた。しかし、症状はほとんど改善されないまま続いているようであった。それでもOさんはこれまでに、親類の会社にではあるが、就労しているときの方が多かったようであった。しかし、就労してはいても確認に時間をとられて会社に遅刻したり、休んだり、また、仕事をしていても同僚の仕事のペースについていくことがむずかしく、とても疲れるものであったようだ。Oさんは、初診の一年前から初診時までずっと仕事を休んでいた。

Oさんがわたくしのところを受診したのは親類から勧められたからのようであったが、初診時のOさんは、とくに治療にたいして期待や希望を述べるわけでもなく、むしろ他人事のように淡々としていた。そして、診察中も心ここにないような、茫然としているような印象であった。これまでの治療では、いずれにおいても強迫症状についてはとりたてて直接的に治療の対象にされることはなかったようであった。Oさんはこの状態は治療をして治るようなものではないと考えているようで、あきら

めきっているようでもあった。

初回の面接では、わたくしはとくに現在の症状を具体的に聞くことに努めた。一日の生活のながれのなかで、実際の生活場面のなかでどのように症状が自覚されているのか、そしてそのために生活がどのように支障されているのかを、ともかくも、わたくし自身が理解できるように聞いた。また、症状のこれまでの経過を、とくに実際の生活との関連で、たとえば仕事を辞めるなどの出来事との関連でも聞いた。

このような初回の面接のなかでもOさんの症状は頻繁に観察された。症状はOさんが自分で話をしているときにも、わたくしの質問を聞いているときにもみられた。会話の途中で、なにかを確かめるような表情になり、会話がおろそかになっていた。そのことを指摘すると会話にもどることはできていたし、指摘しないでも自然にもどることもあった。会話に注意がそれているときのことを聞くと、会話の内容の一部や言葉の一部やそのとき浮かんだイメージを頭のなかでくりかえして確かめている、ということであった。そして、面接のなかで起こったようなことが、読書をしていても、日常動作をしていても、いつでもどこででも起こっているようであった。なかでも読字しているときがとくに起こりやすいようで、その程度もひどく、ほとんど続けては文章が読めないようであった。Oさんは、このようなことがおかしいとは自覚していた。しかし、ほとんど自動的に確認してしまっていた。また、しないようにしようとすると落ち着かなく、不安になるようであった。

わたくしは、治療にほとんど期待していず、症状に没頭しているようにみえるOさんになんとか通院してもらい治療に積極的になってもらうには、やはり、Oさんがこの状態は治療できるものであり、治療の方法があり、よくなるものであると考えられるようになることであり、そして、わずかでも楽になったと少しでも早く実感できるようにすることである、と考えた。そして、そのためには、Oさんが、ほとんど自動化してしまっている確認行為を日常行為と区別して自覚することが必要であるし、そのなかにある強迫衝動を、それが病的であり強迫衝動であると明確に自覚することが必要であると考えた。そして、その上で病的である強迫衝動にさからって強迫行為をしないですませる体験をすることが必要であり、さらに、その効果を自覚できるようにすることが必要であり、それがそのまま治療の方法になると考えた。しかし、初診時のOさんの強迫症状と日常生活との区別がつきにくい状況のなかでそれをおこなうのはとてもできないことであった。

わたくしは、Oさんにどのようにしたら治療状況を準備できるのかと考えた。Oさんが自分で確認をしていることをそのつど積極的に自覚できること、そして、自分で確認を中断できること、強迫衝動があっても確認しないですますこと。このような治療状況を準備することが必要であった。そして、わたくしは、つぎのような方法を考えついた。それは、Oさんが毎朝わたくし宛の葉書（確認行為が少なくてすむように内容は朝のあいさつのみと決めた）を書き、書き終えるとすぐにそれをポストに投函する、という状況をつくることであった。そして、その過程で生じる確認衝動を、確認したくなっても確認しない、という明確な教示をおこなうことで我慢しやすくすること、葉書を書いているときも、書き終わるときも、投函するときも、投函したあとも、確認したくなっても我慢して確認しないこと、すなわち、素早く書き終えて、ペンを置き、素早く机を離れて外に出て、素早く投函し、素早くポストから離れる、という、それぞれの行為ごとに明確ではっきりとした教示をおこなうことであった。

このように、Oさんが確認行為も強迫衝動も自覚しやすいような状況をつくって、自覚してもらい、確認をしないですませたり確認を止めやすい状況を準備し、さらにこの体験を重ねやすいようにすることで、問題を治療しやすいかたちにして、そこを治療の入り口にして治療をはじめることにしたのである。

そして初診時には、この一連の状況を描きながらその練習もおこなった。そして、もちろん、そうすることの治療的な意味、すなわち、いわゆる曝露反応妨害法（第Ⅱ部に簡単な説明をおこなっている）の説明も強迫症状の説明もOさんの症状にあわせておこなった。そして、症状は治るものであると告げ、治療に希望をもってもらえるようにした。

（現在、治療を開始して四カ月目に入っており、これまで八回の面接をおこなっている。葉書の投函もまだ続いている。葉書の内容はOさんの希望で朝のあいさつだけでなくなって、出来事や、心境などが書かれるようになってきた。Oさんが生活のなかでの強迫症状を症状として自覚しやすいように、また、強迫的でなく対処しやすいように、確認行為をひとつずつ項目をあげてとりだし、それを羅列記述して、確認行為の出現のたびに記録するようにしたりもしている。そうすることで確認の自動化を防ぐようにしたり、などを追加して治療を続けている。Oさんの報告では、確認は治療開始前は生活の八割以上を占めていたものが、現在は一～二割くらいになっているという。診察時にも、初診時にみられた茫然とした様子はみられなくなっている。しかし、まだまだ治療は続くだろう。）

（b）説明

この症例でも、わたくしが治療の入り口にできる方法を考えた過程を書いているので、説明は不要ではないかとも思うし、蛇足であると思うがいくつかを追加する。わたくしは、いつもそうしているし、それは当然のことであると思うのだが、患者の苦痛や症状などを聞くときに、なにはともあれ、わたくし自身がよく理解できるように聞いている。わたくしにイメージが浮かび、イメージのなかで患者の、患者のまわりの人もそうであるが、症状や苦痛や生活のさまが実際に浮かんできて、わかるように聞いている。これは、立体的な刺激－反応の連鎖分析を幾重にもおこなっていることになるのであるが、このような聞き方は問題の把握をとても具体的にするし、したがって、治療の方法も具体的なところで浮かびあがりやすい。

強迫症状に圧倒されていたOさんには、理論的には効果があるはずの治療法もそのままの状況で適用することはとても不可能に近いものであった。ここで、効果が期待される治療法が適用できるように治療状況を工夫することが必要になる。そこでおこなったことが、やみくもの強迫症状をさけるために、状況を、朝、葉書に朝のあいさつだけを書く、と定めることで強迫症状を一定の軽い症状に決めて、さらに、強迫症状に長く没頭できないような状況、すなわち、書いたらすぐポストに投函してすぐその場から離れる、を準備することであった。このようにして曝露反応妨害ができるようにして、それを毎日実行できるように、葉書を主治医への葉書にしたのである。

このように問題を治療しやすいかたちにして、そこを治療の入り口にして治療をすすめやすくすることもよくおこなうことである。

ここでは二例をあげただけであるが、方法としての行動療法では治療の入り口はいくつもありうる。問題のどこかに治療しやすそうなところを見つけてそこを治療の入り口にするのであるが、これは患者が治療に向けていまあるところを探して、そこを治療の入り口にできるようにして、そこから治療をするということでもある。

第三章　行動療法のすすめ方3

ほとんど自動的にといっていいようにすすんでいる自分自身の治療の実際での瞬間の判断と実行を、わざわざ説明するのはなかなか骨が折れることである。そして、当然のことではあるのだが、説明してみると残しているところが少なくないようにも思えてとても心許ないものでもある。

ここまで治療のすすめ方について、どちらかといえば基礎的なところを述べた。ついで、治療へと導入する技術を、治療をはじめるときに配慮するところ、治療の入り口をみつける、の二項目をあげて述べた。これらの技術は、治療の入り口だけに限られることがらではなく、治療をすすめていくどの過程においても必要な治療のすすめ方である。説明をわかりやすくするために便宜的に、このように分けて述べているにすぎない。

問題を具体的に把握して理解し、そのどこかに治療の入り口をみつけて、治療できるように状況をととのえて、治療の方法を考えて、工夫しておこない、生じた変化を大切にして、その変化をよりどころにして、さらに治療をすすめる。このようなことをくりかえしながら、だんだんと、そして、いつのまにか治療の出口に近づいているのが行動療法での治療の実際であろう。入り口という表現をここで用いているが、入り口という切り口は治療のはじめだけに限られるものではなく、治療のどの段階においても治療をすすめるときの有用な視点になる。変化が生じてくるとつぎの治療の入り口があらわれてくる。

治療の対象ははじめは生活のなかの際立った部分であったものが治療の進行につれて、複雑になったりこまやかになったりしながら、生活のより日常的な全体的なことがらになっていく。治療の方法も、たとえ同じ技法が用いられていても、実際の用い方はより自然で、またより日常的な形へと移ってすすむようになる。第一章で紹介したEさんの治療の経過にもそのような治療の経過がよく示されていると思う。

本章では、前章の、治療の入り口をみつける、に続けて、治療を展開させていくところを述べる。第Ⅱ部であったと思うが、技法の説明をしているところで、わたくしは自分自身の臨床行為を「……技法を参考にし、応用し、砕き、そのときどきで方法を思いつき治療を組み立てていることを思った……」とわざわざ少し情緒的に過ぎる感想を述べている。本章ではここのところを症例を例示しながら具体的なところで説明しようと思う。

これまでに説明のために引用した症例は一五例である。二例をのぞいては症例の経過のごく一部分を述べているにすぎない。本章では、この一五症例のなかから経過の一部を、それは多分これまでに例示したところとは異なる部分になると思うが、治療をすすめる技術の参考になる例のひとつとして示して治療のすすめ方について述べることにする。

一 そのときどきの治療の目標にむけて、いまあるところ、できそうなところを積極的にとらえて、それができやすいように状況をととのえて、そこを確かにするようにしながら治療をすすめる

治療の目標に向けてというよりも、いまあるそこからそのときの治療の目標も方法もうかびあがってくるといった方が実際を示していると思うところではあるが、いまあるところを丁寧に積極的にとらえて、そこに治療の力と方向をみて、それを確かにするようにしながら治療をすすめる。これは学習治療である方法としての行動療法のすすめ方の定石のひとつであると考えてきた。

(一) 症例

男性Lさん(第Ⅱ部第四章でLさんとおこなった確認強迫の刺激－反応分析と、問題の循環的な動的な見方の例として両親とおこなったLさんと両親との会話の分析を述べている)。

Lさんは軽度精神遅滞と発達障害と家族(父母と同居していた)を巻き込んだほとんど一日中続くひどい確認強迫をもっていた初診時三〇歳の男性である。中学生のころから強迫症状がひどくなり、また、母親への巻き込みや暴力が激しいため(父親は仕事のためにほとんど不在で母親との生活がほとんどだったらしい)入院治療を受けたり施設入所したりしていた。わたくしのところを初診した一年前からLさんは彼自身と父親の強い希望で父母と住んでいたが、一日中続く親をまきこんだひどい

強迫症状とその結果の近所に響きわたるような大声と暴力などがあって両親が入院を希望されての来院であった。しかし、わたくしは、Lさんが入院をとても強く拒んでいることと、一年前の父親の希望がLさんといっしょに暮らしたいということであったのでその気持ちも大切にしたいと考えたこともあって、外来での治療をすすめそれを引き受けた。治療経過の一部をテーマにそったところをとりだして述べる。

（二）治療経過

初診時にはわたくしの前に座った母親が病歴を述べた。母親の横にLさんが座っていたが、父親は母親やLさんとは離れて診察室の隅に背を向けるようにして座り、とても落胆している様子であった。ときどき父親に意見を聞いてみたが、どうしようもない、と不機嫌にくりかえすだけであった。母親の述べる病歴は少し迂遠でわかりにくいところがあった。母親にはこれまでもときどき幻覚があったらしい。Lさんは、母親の述べる彼のこれまでの経過や、現在のほとんどの日常行為が強迫的な確認行為になって興奮し大声をあげているようなすさまじい生活の状態を、うなずきながら聞いていた。そして、ときおり、母親の説明を、違う、と遮って叫び不機嫌になっていた。わたくしはそのつどLさんに、違うのね、と彼の発言に念をおした。そして、Lさんの言葉を助けるようにしながら違うところを説明してもらった。こんな長々と遅々と続いた面接から、Lさんは強迫行為を、「したくなる」「しないと落ち着かない」「していると苦しくなる」ものであると表現し、そのように理解していることがわかった。また、大声や暴力についても、Ｌさんは、「苦しくなると大声がでてしまう」「大声をだしていると興奮して暴れる」ことも理解できていることがわかった。そこでわたくしはＬさんに、苦しくなるのだったらやめられたらよいね、と意見を告げてＬさんの反応をみた。そうするとＬさんは、「やめたいけれどやめられない」とおこったように大声で答えた。

このような応答から、Ｌさんは、確認が強迫体験によるものであることを理解できており、それを止めたいという気持ちもまた明白にもっていることがわかった。そこで、わたくしは、Ｌさんのその理解と気持ちを、治療に向けての力としてとりだせるように、「したくない確認はしないですませるようになろう」と彼に告げた。そして「確認しないですませるようになるために治療しよう。通院してきてね」と付け加えた。彼はにこにこして嬉しそうに大きくうなずいてくれた。

そこからわたくしはＬさんとともに、彼のいつもの朝の食卓での確認行為のなかで湯飲みを手にとる行為をとりだして（日常行為のほとんどが強迫症状になっているようであったが、湯飲みを握る行為が毎朝の食卓での確認行為の始まりになりやすかったことと、診察室で再現しやすかったので、この行為を選んでとりだしたのであるが）、それを診察室のなかで再現させながら、どのようにして確認がとまらなくなっていくのかの行動分析を彼とともにおこなった。その内容の一部分を第Ⅱ部で述べている。Ｌさんは湯飲みを持つ前から緊張しており、それが確認を強めていることもわかった。そこで、この緊張を軽くするために、行為をおこなう前にはゆっくりと深呼吸をして、ゆっくりと湯飲みを握ること、また、確認したくなったらゆっくりと気がすむように確認をすること、などの方針を彼とともにたてて、診察室でその練習をおこなった。

彼はとても機嫌よく、ゆっくりと湯飲みを握り、ゆっくりと確認をする練習をした。そして「これだと確認しないでよいよ」と嬉しそうであった。また、疲弊している両親の巻き込みについても、つぎのように話題にしてLさんの意見を聞いた。たとえば、Lさんに、確認をしているとき両親が側にいると気持ちが落ち着くのか、それとも気が散っていらいらしやすいのか、と尋ねた。Lさんはしばらく考えていたが、だんだん気が散ってきていらいらすることが多い、と答えた。Lさんは確認は一人の方が落ち着くということがどこかでわかっていたのである。そこで、あらためて、確認は一人でする、という行動処方を追加した。そして、同席している疲労困憊している両親には、「Lさんの確認が始まる前に、確認に巻き込まれる前に、別の部屋に移ること、確認が長くなったり大声をだしたり暴力になったりしても、止めるように注意したり確認を手伝ったりしないこと。Lさんが止めてほしいといったときに、一度だけ、ゆっくりと穏やかに、しかしはっきりと、止めよう、といってあげること。しかしそれで止まらないときはその場をすぐ離れること」、とLさんの確認行為への対処の仕方を、Lさんの前で具体的にはっきりと示して、そうしてもらうようにお願いした。側でLさんはうなずきながらわたくしのこの両親へのお願いを聞いていた。このようにして初回の診察を終えた。

わたくしは、このようにLさんが治療に向けて現在あるところを具体的にとらえて、それを治療の方法にして具体的に示して、そうできるように状況をととのえ治療をはじめたのであるが、以後の経過については、この項のテーマに関連してわかりやすいところを二、三とりあげて述べるに留める。

親の巻き込みが少しずつ軽くなってきて、よい日が少し続くようになってきた治療開始して二カ月目に入って、このころには大声も少し少なくなってきていたころであったので、つぎには少なくなってきている大声を治療の対象に追加することにした。大声は一人で確認していても止まらなくなってしまうとき、止めようとしてだんだんとバカ、チクショウなどの罵声になっていくようであった。そのところをLさんに実際を確かめるようにして聞いた。Lさんは罵声をあげると確認はかえってひどくなる、ということを理解できているようであった。そこで、その理解できているところを、「声にださないで確認する方が落ち着いて確認できる。確認するときは黙ってしよう」と教示した。そして、それを家で実行してくるようにと宿題にした。このようなことをくりかえしながら、Lさんに、確認は自分がしたいように落ち着いてするもの、という感じがもてるようにしていった。Lさんは「いらいらしているときにはちょっと休んで、落ち着いてまたはじめるとすっきりいくことが多い」というようになった。そこで、さらに、「いらいらしているときは確認をはじめるのを延ばそう。確認は落ち着いてからはじめよう」と彼がすでに少し理解できていて実行できているところを、はっきりと方法として教示してそれを宿題にした。このようにしているとLさんは確認のコントロール感も少し自覚できるようになったようで、「気にかかるけれど、いまは調子が悪いから確認は明日にする」などといって確認するのを延ばしたりもできるようになってきた。

それからまた、一カ月過ぎたころのことであるが、家で久しぶりに大声をあげたことがあった。診察のときに母親がそのことをわたくしに告げると、横にいたLさんは、「小さい声にしたよ」と反論した。そこでわたくしは、まず、小さい声にした、というところに注目して、すかさず、がんばっているね、と応えた。彼によると、大声になったのは、「頭がぼんやりしていたから」らしく、それは「前夜おそくまで起きていたから」のようであった。彼は頭がすっきりしている方が確認が少なくてすむことをすでに見つけていた。そして寝不足は頭がぼんやりすると理解できていたのである。そこで、わたくしはこのLさんの理解しているところをとりあげて、「寝不足は確認に悪いので一〇時ころまでに（大体そのころ寝ると機嫌がよいようであった）眠るようにしよう」と、すでに少しあるところを、あらためて、はっきりと教示をおこなった。

（この後も、生活のなかでおこる出来事を取り上げて、Lさんの自己コントロール感をとりだしてそれを確かめるようにして強迫症状の治療を続けた。最初は絶望感を露にしていた父親も、Lさんの確認が少なくてすむような環境の整備、たとえば食器を一皿ですむような工夫をしたりなど、積極的に治療に参加するようになり、家族三人の雰囲気が楽しげに変化してきた。また、たとえば、第Ⅱ部第四章の、「問題の循環的、動的な見方」のところで例示したようなこともおこなった。Lさんの強迫症状は彼の機嫌の善し悪しとも関連しているところもあったので、彼の機嫌に影響をあたえることが少なくなかった両親のLさんとの会話の仕方の刺激－反応分析を両親にしてもらい、診察室で両親にLさんの機嫌を損なわないような会話の練習をおこなってもらったりした。また、Lさんの生活技術は、多分、強迫症状が長く続いていたからであろうが、彼の知的能力から期待されるよりもかなり拙かった。たとえば、洋服を畳むとか布団をあげるとか簡単な家事の手伝いや身辺の整理ができずに両親に頼り、それが不機嫌と確認を生じさせているところもあったので、そのような簡単な生活技術の練習もおこなっている。そのようなときでも、Ｌさんがそれが必要であることをわずかに理解しているところをとりだして、わずかにできているところを見つけて、そこを確かにするようにして練習をすすめたことは、ほかの症状の場合と変わりはない。）

（三）説明

治療に向けていまあるところ、できそうなところをさがしだして、それを確かにするようにしながら治療をすすめているところを症例の経過のなかでわかりやすいところをとりだして述べてみたが、説明を少しだけ追加する。

まず、わたくしは、診察の初日に母親が述べているＬさんの病歴に、ときどきＬさんが「違う」と反論していいところを逐一とりあげて、そのつどＬさんの反論を確かめている。そうすることで問題をＬさん自身の主観的体験として積極的に把握するようにつとめている。そして、Ｌさんの問題とされている確認行為や大声は、Ｌさんにとって「したくなり、しないと落ち着かなくなるがしていると苦しくなる」ものであり、「苦しくなると大声をだしてしまう」し、それは「止めたいけれど止められない」ものであるということを明らかにしている。そして、これをＬさんが治療に向けてそのときもっている力ととらえ、それをもとにして、その力を確かにするようにして治療をはじめている。

このような治療のすすめ方はここだけに限らずにこの治療のあちこちでおこなっている。たとえば、

Lさんは確認に親をまきこんでしまっているし、それがLさんの確認をさらに強めていた。また、両親は疲労しており、このような状況はさらにひどくなっていた。わたくしは、そのような状況のなかに、Lさんにはほとんど気づかれないようにしてではあったが、確認は一人でする方が落ち着いてできる、という気持ちを質問することによってとりだしてあきらかにしている。そして、そのとりだしてあきらかにした気持ちを、あらためて「確認は一人でする」という行動処方（教示）をだすことで確かにするようにしている。そうすることで確認を落ち着いてできるようにし、コントロール感が強まるように治療をすすめている。

同じようなところであるが、少し変化しているところをとりだして、それをあらためて治療課題として教示することで、変化を確かにさせるように治療をすすめているところも、この症例の経過でわかりやすいところであると思う。

たとえば、確認にともなう大声が少しだけ軽くなってきたとき、わたくしはLさんの、確認をするときは大声をださないでする方がうまくいく、という自覚を質問することで確かめている。そしてその確かめた自覚をもとに、あらためて「確認は黙ってする」と明確な教示にして示しLさんが確認を自分でコントロールしやすくしている。また、いらいらするときは確認をはじめるのを延ばした方がよいようだというLさんにあった自覚も、それをとりだしてそのまま「いらいらしているときは確認をはじめるのを延ばそう」という教示にして確認のコントロール感がさらに強まるように治療をすすめている。治療の目標に向けてLさんにすでにあるところを、それがわずかであっても積極的にとりだして、それを大切にして確かにすることで、治療をすすめていることがわかると思う。

わたくしの両親とのかかわりについても同じことがいえる。とくに、父親のことについて少しだけ述べておきたいが、一年前にＬさんといっしょに住むと決心していた父親は初診時には診察室のなかで、部屋の隅にわざわざ背を向けてつらい表情で座っていた。わたくしはそこに治療に向けて決して無関心ではない父親の現在にある力をみた。そして、わたくしは、いまその父親（母親についてもそうであるが）がＬさんの強迫症状に対してできること、それはＬさんの確認行為が始まりそうになるとその部屋を去って症状にまきこまれないようにすることであったが、それを指示した。それは父親にＬさんの強迫症状に対応できるところを見つけさせることになった。そののち、父親は治療に積極的に参加するようになり、症状の引き金になりやすいような状況を整理したりなどの工夫をするようになったし、また、Ｌさんといっしょにいることは面白いし楽しいというような感想を述べるようにもなった。

ここに示したように、そのときそのときの治療に向けて現在のなかにあるところ、いま少しでも動いているところを積極的に丁寧にとりだして、それを確かにしていくことは、学習を手段にしている、方法としての行動療法をすすめる大切な技術である。

二　そのつどの治療の対象、治療の方法を具体的なところで示しながら治療をすすめる

こんなところも方法としての行動療法のすすめかたの特徴であり、丁寧さを必要とはするが治療をすすめやすくしているところである。そのとき何のどこを対象にしてどのような方法で治療するのかを、治療者はもちろんのこと患者にもそのつど理解できるようにあきらかにして治療をすすめる。

(一)　症例

いま述べたLさんの例にもこのことをよく示していると思うが、ここでは、前章で治療の入り口をみつける例として、その初診時の診察の経過を述べた、引きこもりの対人恐怖の男性Nさんの、その後の経過（前章に概略を追記しているが）から、このテーマにそってわかりやすいところをとりだして説明する。

(二)　治療経過と説明

前章に述べているように、わたくしは対人恐怖があり長いこと引きこもっていたNさんから、びっくりするほどに素朴な、しかしそのときのNさんになんとか実現できそうな希望をひきだして、それを実現させることをさしあたりの目的にして治療をはじめることにした。そしてその目的を実現させ

るためにさらにそのときの治療の対象をあきらかにしてそれを明白に示し、そのための方法も具体的なところで示して治療をすすめるようにした。

わたくしはNさんに二週間後の次回の来院日までにおこなってくることを明確に単純に教示している。その教示はNさんが希望した、好きなシャツを買うか旅行をするのに必要なお金を手にいれるための働き先を捜すために、アルバイトニュースを買って来る、ということと、さらに、そのときのNさんの働く目的であった、好きなシャツを見てくる、というものであった。そのときのNさんが辛うじて具体的なところでわかっていた働くことの理由は、好きなシャツが欲しいということと旅行してみたいということであった。そこで、そのうちのより実現しやすそうな目標である、好きなシャツを見てくる、ということを教示して、Nさんに働くことの目的を具体的にわかりやすくしたのである。また、それは働く結果を予測することでそれをしやすくすることを狙ったものでもあった。なにしろ前に述べているようにこの頃のNさんはほとんど具体的に物事を考えることができていなかったのである。

二週間後に二度目に来院したNさんは好きな縞模様のシャツを見てきており、アルバイトニュースも買ってきた。そこでそのことを話題にして、Nさんがそれらを自分ができたということをはっきりと自覚できるようにした。Nさんは嬉しそうにしていた。この二回目の診察時には、アルバイトニュースのなかからシャツを買うか旅行ができる程度のお金、最初は五万円であったがアルバイト料が安かったので三万円に下ろした、を稼ぐための職場を探すことを治療の目標にした。Nさんは人と話すことの少ない工事現場の交通整理の仕事を選んだ。また、就労するには仕事先に行って面接を受けることが必要であるということがわかり、面接を受けやすくするために、面接について、たとえばどんなことを聞かれるのだろうかなどと話題にした。そうした後に、「次回までに面接を受ける」という教示をすることで、そのときの治療目標を明確に示し、それをおこないやすくした。Nさんは乗り気なところをみせていた。

そのさらに二週後に来院したときにはNさんは面接を受けてきており働くことを決めていた。そこでわたくしは、長い間ほとんど閉じこもっていたNさんが一カ月半の間に働こうと思い就職試験を受けていることを話題にした。そして、Nさんの、生きている価値がないとする強い自己卑下の考えをとりあげ、その考えはそうともいえないのではないのか、とNさんの考えに柔らかく反論してみた。彼は恥ずかしそうに微笑んだがそれに反論はしなかった。そして、さらに二週間後の診察日までに、一日は仕事に行く、という教示をおこなった。Nさんは随分と乗り気なところをみせていた。この診察時には、仕事に行きやすいように他にもいくつかの行動処方（教示）をおこなった。Nさんは、これまで長い間ほとんど働いたことがなく人との交わりもほとんどなく、また、前章に述べたように中途半端に抽象的な思考の傾向がある人だったので、混乱しないように、生活の仕方の些細なことがらのいくつかをも具体的に処方した。それはたとえば、「働いた日は食事と入浴がすんだらすぐ寝る」などであった。また、働いたことを励みに感じられるように、「その日の収入額をその日にノートにメモする。二日以上働いた場合はその日までの合計額もメモする」のような教示もおこなった。彼も自分で行動処方を考えついた。たとえば、「理づめの話にはのりやすいので、わからないふりをする」などをつくって追加した。すぐ寝るという教示は、人の言葉などが気になり過ぎて考えこみ職場に行きづらくなることをさけるためであったが、彼にはとても助けになったようであった。稼いだ金額をメモすることも働くことの励みになったようでその後の診察のときにもそのことがときどき話題になっていた。

このような基礎的な生活の仕方を治療の対象にして、そのつど具体的な教示をおこなうことで、生活をつくっていくようにして治療をすすめたのはここまでである。

五回目以後の診察では、少しはじまった職場のなかでの対人関係や、それは更衣室のなかでの人との挨拶やそこでの出来事が主であったが、また、人とすれ違ったり簡単な挨拶程度であった通勤途上の対人関係の実際が面接の主なテーマになった。そこでの出来事をとりあげて、そのなかでの人の素振りや言葉の読み方の練習をしてみたり、対応の仕方とその効果を考えて、その練習をしてみたり、それを実行するようにすすめてその結果を確かめたり、などをして治療をすすめた。

たしか七回目の面接のときであったが、Nさんは同僚に頼まれて彼にとっては大金の五万円を貸してしまい、それを後悔しており、怖くて断れなかった自分をとても情けなく腹立たしく思っていると嘆いた。そして、Nさんは人の気持ちを傷つけたり、人から悪く思われたり腹を立てられたりするのがとてもおそろしいと述べた。それで自分の気持ちを述べたり人に反対したりすることができずに、いつも人にびくびくして人をおそれている、そんな自分がとても惨めで嫌であると泣きながら述べた。わたくしは、Nさんに、五万円を貸した状況や、これまでの人にびくびくしている状況や出来事をいくつかそこに再現させた。そして、Nさんとわたくしは、その状況の分析をおこない、それを題材にして、人に反対したり断ったりすることがかならずしも人を傷つけることにはならないこと、断る必要があるときは断ってもよいこと、それが人とのつきあいを対等にできるようになること、また、自分の気持ちもわかりやすくなること、などをいっしょにあきらかにした。そしてあらためて、自分の気持ちを落ち着いてよく考えてみて、それをできるだけ人を傷つけないように、しかし、はっきりと述べる、という治療の目標を立てたのである。そしてNさんが経験したいくつかの具体的な場面をそこに再現させて、Nさんに自分の気持ちをあらためて考えるようにさせ、それを述べてもらった。また、相手の立場からの考えも述べてもらったりした。そしてしばらくの間、これを治療の主なテーマにして治療をすすめた。

この後もそこにあがってきた問題をとりあげて、それをテーマにして方法を考えて治療をすすめたが、問題も方法もだんだんと日常的な目立たないものになっていった。Nさんは当然のように仕事を続け、一年たったころに初診時の希望であった旅行にもでかけた。また、初診時の主訴であった死んだ方がましだということも人がおそろしいということもいつのまにか言わなくなった。しかし、恥ずかしげなところは変わっていなかった。治療開始して一年半後に治療を終えた。

そのときそのときの治療の対象を具体的にとらえて、その問題ごとに治療の方法を考えてそれを具体的なところで示して治療をおこなっているところをわかりやすい例で示して説明した。

この項目のテーマから外れるが、ここで用いている治療技法は多い。ほかのどの症例でもそうであるように、この症例でも至るところで刺激－反応分析をおこなっている。この症例で用いているその他の主な技法をあげると教示、強化、認知修正、セルフモニタリング、主張訓練、社会技術訓練、ロールプレイなどである。

三　治療による変化をあきらかにさせて治療をすすめる

治療の対象も方法も具体的にわかるようにして治療をすすめるのであるが、治療による変化もそのつど、それがわかるようにして治療をすすめる。これも学習を手段にしている方法としての行動療法の治療のすすめかたの特徴である。

治療によるそのつどの変化はとても細やかでさりげないものである。その細やかな変化に丁寧に注目して、それをあきらかにさせておろそかにしないようにする。ついでそれを基にしてつぎの治療へとすすむ。そのようにして治療はつながれて流れていくのである。

今回述べたLさんの経過でもNさんの経過でも、そのようにして治療がすすめられていることをとてもよく示していると思う。説明は蛇足であろう。まだ残しているところも少なからずあるが、このテーマはひとまずここで終わり、次にすすもう。

第Ⅳ部　方法としての行動療法

第一章　行動療法の経験と展開

二章にわけて、わたくしのこれまでの行動療法の経験を時代を追って思い出すまま述べ、その経験を行動療法の特長や展開や発展との関連で説明してみようと思う。また、行動療法をわざわざ、方法としての行動療法（最近では、わたくしの治療法、といってしまっていることが多いが）と表現するようになったところも述べたいと思う。

一　行動療法経験の初期

（一）行動療法との出会い

わたくしが行動療法の勉強をはじめたのは一九六九年であるから、もう三七年も昔のことになる。その数年前に翻訳出版されたアイゼンクの編集による『行動療法と神経症』（一九六〇）のなかに収められていたウォルピによる「心理療法的効果の主要な基礎としての逆制止」の論文を読み、わたくくしにはその治療法がほかの治療法よりもわかりやすく、自分に合っているのではないだろうかと思い、それを自分の治療法として勉強してみたいと思った。それが行動療法との出会いである。わたくしの学位研究が条件反射学に関するものであったことや、その関連でウエルズ Wells HK の『パブロフとフロイト』（一九五六）を読んだりしていたことも影響していたとは思う。そして、機会に恵まれて、ほどなく精神科医であるウォルピ教授のところで行動療法の勉強をはじめることができた。

当時は、米国でも行動療法はまだ辛うじて精神療法の端っこにいることを認められた、といった程度の存在でしかなかったようであった。精神科医であるウォルピ教授がそう述べておられ、わたくしに日本での行動療法の受け入れの状態をきかれたことがある。日本では、そのころまで、行動療法は精神医学のなかにはほとんどみられていなかった。文献をみると、心理学のなかで、夜尿やチックや自閉症児を対象にした症例報告や、解説や総論的な文献がみられる程度であったようだ。そしてその活動の大半は異常行動研究会という主として学習研究者の集まりによるもののようであった。この研究会にはわたくしも、帰国したあとの数年間だけ参加した。

それでもフィラデルフィアにある複数の大学が参加している研究所の一角にあったウォルピ教授の研究室はいつも活気に満ちていた。わたくしでも名前だけは知っている著名な研究者や治療者の訪問が多かった。そんなときはよく、臨時に外来研究者の講義の時間がもうけられたりしていた。よくわからないままであったが、今日はこの人の顔をみた、と興奮して本に書き込んだりしていた。そこは、学問的な匂いと希望に満ちた活発なところであった。

(二) 最初の症例

そこでウォルピ教授の指導を受けながら診た最初の患者は、第II部第三章の思考中断法の項のところで述べている男子大学生Iさんであった。そこで述べているように、彼は、目についたものはなんでも、その名前や色や形を、強迫的に唱えなければならなくなって、それに終始してなにもできず、学校にも行けなくなってしまった状態が長く続いていた。元来が勉強好きな男子大学生であり、それまでのかなりの期間、週に三回の精神療法を受けていたが症状の改善がみられなかったらしい。わたくしはその患者に思考中断法を用いて治療した。

この行動療法の最初の経験では、わたくしは、行動療法のおこない方の基礎を学んだと思う。すなわち、症状を具体的にとらえて、記述し、また、なんらかのかたちで、それを数量的に記述できるようにすること、さらに、治療の方法を仮説して、それを具体的に記述できるようにすること、そして、それをおこない、そのつどその結果を、同じように具体的に、なんらかのかたちで数量的に記述すること。これらのことは、これまで説明してきた具体的な問題の見方の基礎的なものになるのであるが、これをおこなった。

そうしながら、そのように具体的にとる、ということはなんと面倒で体力も根気もいることであるのかと思ったものである。しかし、同時に、それまでのわたくしの見方が、それは経験といえるほどにまとまった筋の通ったものでも、多いものでもなかったが、いかにいいかげんで、いかに漠然としていて、したがってよくわからないままに、ただ、あれこれと考えを遊ばせていただけの、力がない無責任なものであったかということにも気がついた。

この症例の経験でもうひとつ強く印象づけられたことは、彼の症状が一カ月あまりの治療で消失し、彼はとても喜び大学に帰って行ったことである（彼のその後の経過を数年間追うことができたが、症状は消失したままであり、彼は研究者の道にすすんだ）。わたくしはそれまで、このように、患者を自分の治療でよくしたという経験をまったくもっていなかった。治るのだ、とか、治すことは必要で大切なことなのだ、とか、治るということは苦痛が軽くなることだし、したいような生活ができるようになることなのだ、などのような、考えてみればあたりまえのことではあるのだが、それを、「そういうことなのだ」というようにこのとき感覚的に思った。そして、治すには治す方法が要るのだと当然すぎることをあらためて思ったものである。

この体験はその後のわたくしの行動療法研鑽を弾みのある、しかも辛抱強いものにさせたと思っている。さらに、これは随分あとになってからのことであるが、わたくしはこのとき体験したことを、若い人たちへの行動療法指導の目的にもしてきた。また、このときの体験は、そののちにわたくしが、行動療法を方法の体系である、ととらえるようになったり、行動療法を、方法としての行動療法、と表現したくなったことにもつながっていると思っているが、それについては後で述べることになろう。

二 行動療法の適用と効果に関する研究の方向

(一) 試行錯誤

わたくしが九州大学にもどって行動療法をはじめたのは一九七一年の春である。しかし、そのころはもちろん、試行錯誤の行動療法臨床であった。もっとも、臨床はどのように練達しても試行錯誤の面を必ずもってはいるが。

少し話が逸れるが、当時わたくしがいた九州大学精神科の教室は、行動療法の修練にとってこれほどのよい環境はなかったと思うところであった。もちろん、行動療法をおこなっている医局員はだれもいなかった。わたくしが入局した当時の教室は臨床の優しい香りが漂っているところであった。当時は精神分析療法の臨床研究がさかんにおこなわれていたときだったし、それまではずっと森田療法がおこなわれてきた教室であった。わたくしのまわりには、名前はあちこちで挙げてきたので省略するが、当時はまだわたくしと同じくらいに若かったが現在は著名になっている臨床家が何人もいた。行動療法に関してもよく意見をきかれていたし議論もあった。もちろん、当時は日本でも行動療法に関して否定的な意見が大半をしめているときだったので、いくばくかの揶揄もないこともなかったが、それも考えたり議論をするきっかけになり、結構楽しめるものであった。それに、学習の基礎的研究もさかんにおこなわれているところであった。行動療法について、定義があいまいなままの言葉を使って説明したり、治療の経過について解釈めいた説明をすると、すかさず、その表現や説明についての疑問や意見がかえってきていた。

いまふりかえってみると、そのころのわたくしは、行動療法の技術も理論も自然に磨かれずにはおれない実に恵まれた環境にいたのだ、と思うのである。

(二)　系統的脱感作法の適用に関する研究

そのころ、わたくしが一番多く用いていた治療技法はやはり系統的脱感作法であった。この技法は第Ⅱ部で説明しているように、行動療法の技法のなかでは最初のまとまりをもった、それだけで独立している治療法であった。したがって、この治療法はすでに精神療法としての体裁をもっており、精神科臨床では使いやすい技法であった。それに、わたくしが行動療法の指導を受けたのはこの治療法の創始者からであった。

そのころおこなった行動療法研究のひとつに、系統的脱感作法の適用についての研究がある。この研究は昭和四九年（一九七四年）におこなわれた日本行動療法研究会（現在は日本行動療法学会になっている）の設立総会のシンポジウムにおいて発表したものを整理して、精神神経学雑誌の七七巻（一九七五）に「系統的脱感作法の適用についての一考察」として掲載されたものである。この研究は系統的脱感作法の実際の臨床的な適用基準をさがすためにおこなったものである。最近はもうこの研究論文についてあまり思いだすこともなかった。しかし、ごく最近、精神神経学雑誌から、雑誌の「精神医学の潮流」という企画のなかの論文のひとつとして、この論文があげられ、その今日的意義などについて書くように依頼された。そんなことがあったので、あらためてこの論文を読み直したばかりのところである。この論文は、強迫的に几帳面に、ときに防衛的に論述が続くので、飛ばし読みがむずかしく、決して楽しい論文ではない。しかし、当時の、自分自身の、行動療法についての几帳面な定義や制限や用語へのこだわりや、適用への慎重な態度があらためてわかって、そのことは懐かしかった。

この研究の概略を述べる。研究の対象はそれまでの三年間に九大精神科を受診した患者のなかの一一〇名の神経症の患者である。そのうちの八五名はわたくしが初診をし、残りの二五名が他医師が初診をおこない行動療法をすすめられて、わたくしのところを受診した患者である。詳細は省くが、わたくしが初診をした八五名の患者のうち、薬物や休養がまず必要であったり、簡単な環境調整のような非特異的な治療がよいと判断したり、とくに精神療法を希望していなかったり、の患者すなわち臨床常識的にさしあたり積極的な精神療法の対象にならないと判断した患者を除く四一名にたいして、わたくしが行動療法を受けることを提案している。そのうちの六人はほかの精神療法を希望したので、残りの三六名と、他医師から行動療法をすすめられた二五名の、合計六一名が実際に行動療法を受けている。この六一名がこの研究の対象であり、行動療法は共同著者のうちの誰かが主治医として担当している。担当患者数がもっとも多かったのはもちろんわたくしであったが。

この六一名について、系統的脱感作法が適用された症例とほかの行動療法技法が適用された症例とにわけて、具体的な症状や発症状況や、生活適応状態、発症時年齢や罹病期間、治療効果などについて調査をおこなっている。調査は著者全員でカルテの記述をもとにした調査をおこない、結果も合同で検討している。現在からみると素朴な後ろ向き調査ではあるが、カルテを調べながらの、すなわち、経過をあらためて検討しながらの調査は正確さには問題がなくもないだろうが、臨床的には、患者の訴えの聞きもらしやとり間違えなどがわかるところがあって、それはそれでよいところが多く、役に立った。

この研究の結果はつぎのようなことを明らかにしている。すなわち、系統的脱感作法を用いる場合の有効な結果を予測できる条件として、①「不安の訴え」の言語行動に平行して自律系反応の表出がある。②症状は一定していて動揺が少ない。③「不安の訴え」の言語行動の対象が外的な刺激として記述されやすい。④運動性障害を主症状としない。さらに補助的な条件として、⑤発症を感情体験と関係してとらえる傾向をもっている、を見出している。そして、これを系統的脱感作法が有効であると予測できる系統的脱感作法の臨床的基準として提案している。

いま読みかえしてみると、ぎこちない論文ではある。しかし、行動療法の精神科領域での適用の可能性や範囲や治療法としての優位性について真面目に思考し討論していた当時のことを思いだしてしまった。当時の行動療法の技法は今のようには多くはなかった。この研究で系統的脱感作法が適用されている主症状をあげてみると、対人緊張が一五名、不安発作（乗物恐怖・独居恐怖）が六名、書痙と吃音がそれぞれ三名、性的問題、先端恐怖（確認強迫）、汚物恐怖（手洗強迫）、不安感、場面緊張がそれぞれ二名、鳥恐怖、自己臭恐怖、同性愛、転倒発作、がそれぞれ一名であり、系統的脱感作法以外の技法が用いられた主症状は、チックが四名、確認強迫が三名、汚物恐怖（手洗強迫）、書痙、吃音がそれぞれ二名、不安発作（強迫観念）、先端恐怖（確認強迫）、夜尿、登校拒否、意思決定困難、対人緊張がそれぞれ一名ずつであった。同じ主症状でも系統的脱感作法が用いられている場合もそうでない場合もあり、かならずしも主症状だけで技法が選択されていたのではないことがわかる。それにしても、現在の行動療法の技術や技法からすれば、まだまだ不自由で不十分であったことがわかる。しかし、それと同時に、この研究報告における治療効果がそれほど悪くないところから、技法が限られていても、技法を用いる技術で補えるところが多くあることが推測される。技法は方法ではあるが、対象を柔軟に認識し理解する手段、すなわち見方にもなる、とこれまで述べてきているところと重なるのである。

（三） 技法の増加

この当時の行動療法の技法は、基礎的な技法が主で、まだ限られたものであった。しかし、行動療法では、このころから技法、とくに応用技法や治療法や治療プログラムが増え続けている。第Ⅱ部で引用した一九八五年に発刊された『Dictionary of Behavior Therapy Techniques』のまえがきには、この間の事情が述べられている。

そして、また時代がとぶが、現在、二〇〇五年に発刊された『Encyclopedia of Behavior Modification and Cognitive Behavior Therapy』（主編者は行動療法事典の編者二人のうちの一人である）は分厚いA四版の三冊からなっている。一九八五年の行動療法事典は一冊であり、分厚いというほどではなかった。

三　系統的脱感作法とプロロングトエクスポージャー

この話題に関しては、第Ⅱ部でかなり詳しく述べているのでここでは簡単に述べる。

(一) 男子中学生P君での経験

前に述べた研究をおこなっている頃、治療を受け持っていた男子中学生のP君にはひどい不潔恐怖と手洗強迫があり、物に触れられなかった。何にも触れないように手を胸の前で握りしめていたが、それでも何かに触れたおそれが少しでもおこると、ひどい、しかも長く続く止まらない強迫的な手洗いがあった。

当時は系統的脱感作法を主に用いていたので、この中学生にもそうしようと思った。しかし、P君の不潔恐怖は、少しは状況によって差があるものの脱感作のためのハエラキーがつくれるようには段階的になるものではなかった。ごく限られた人（母親と、少し程度は弱いが主治医であるわたくし）をのぞいて、人が触れたおそれがある物、したがってほとんどすべての物、たとえば壁とか、ベットやシーツの端とか、身の回りのほとんどすべての物や人であったが、そのようなところに触れたと思った途端に、落ちつかなくなり、肘で水道栓を開けて、必死の形相でひどい手洗いを始め、何度か止めようとしながらも、またくりかえし、それがとても長く続いていた。そんなときには話しかけてもとても応じてはもらえなかった。

P君の症状は強迫手洗浄であり、現在の行動療法の技術からすると、治療状況の配慮はいるものの標準的に治療できるものであり、とくに治療が困難な症例にはならない。しかし、当時はそうではなかった。わたくしはその当時そうしていたように系統的脱感作法で治療することにした。しかし、ハエラキーは二、三の大雑把な項目しかつくれずに、とても系統的脱感作法に用いられるようなものではなかった。筋肉弛緩などはできなかったが深呼吸することで少しは落ち着けていた。そんな彼に、しかたがないので、まず、彼ができるだけ直接なにも触れないようにした。たとえば、寝具や衣服をあつかうときも、彼がきれいだと信じている母親が洗ったタオルの上から扱うようにしたし、箸などもそのつど母親がもってきた箸を使うようにした。ドアなどは、病棟スタッフに開けてもらうことにした。そのようにして症状ができるだけ生じないようにして、そこでおこる突発的な出来事、たとえばタオルがベットの端に触れた、などであるが、それを脱感作の刺激状況にして、そこで手を洗わないで我慢して落ち着くまでそのままにする、ということにした。もちろん、主治医であるわたくしは、彼にとって安心刺激として落ち着くまでつき添い、それと同時に手を洗わないように見張り役をすることにもなった。ここでは、できるだけ嫌なことが起こらないように状況をコントロールして、そこで起こる突発的な出来事を不安刺激にして、それに手洗いで反応しないようにすることで、その不安刺激状況に対面できることで現実脱感作をおこなえるようにしたのである。

しかし、不安刺激は段階的といえるほどにはコントロールすることはできなかったし、不安刺激の提示時間も、系統的脱感作法のように数秒の反復ではなく、落ち着くまでの長い時間であった。筋肉弛緩などは不可能であったので、主治医の付き添いをそれに代えたつもりであった。

そんなことを続けているうちに、P君は少し落ち着いてきて状況が少し穏やかになってきた。そこで、ついで計画的にP君に物に触って手洗いを我慢してもらうようにした。それほどの期間を要せずに、ほどなく彼は物が触れるようになり、物に触れても手を洗わないですますことができるようになり、不潔感も軽快し、よくなってしまった。

わたくしは、この治療では非定型的であるが現物脱感作をしたと理解していた。しばらくあとになって、ここでわたくしが用いた方法は曝露反応妨害法とよばれるようになった。この時期の一九七〇年代前半までは、この方法は一〇例に満たない程度の症例報告があるだけで、呼び名もまだ、フラッディングとよばれていることが多かった。

(二)　系統的脱感作法からプロロングトエクスポージャーへ

系統的脱感作法は、第II部で述べているように、しっかりと構成されたプログラム化された完成した治療法であり、深い筋肉弛緩、階層化された不安刺激状況のハエラキー、深い弛緩状況にある患者にハエラキー上の刺激にごく短い時間イメージでエクスポーズすることによる脱感作（逆制止）、からなっている。このように構成があきらかであるため、この治療法についての効果要因の研究がさかんにおこなわれるようになった。それらの研究から、不安刺激の提示時間が十分に長ければ、不安刺激の程度はそれほど弱くなくてもよいし、またその場合、筋肉弛緩のような不安拮抗反応はいらないということが明らかにされてきた。そして、そのような方法をプロロングトエクスポージャー（後には単にエクスポージャー）とよぶようになった。この方法は、系統的脱感作法ほどには煩雑な手続きがいらないこともあって、不安の行動療法の主役は一九七〇年の半ばごろから徐々に、このかたちのプロロングトエクスポージャーに移っていった。

P君の治療の過程をこの視点からみると、外界との接触から生じる不潔恐怖反応のために、必然的に生じる、そこから逃げ出す反応、すなわち手洗い、を妨害することで、恐怖刺激へのエクスポージャーを可能にして、恐怖反応を減少させ、手洗いも不要になった、と考えられるのであった。曝露（エクスポージャー）と反応妨害との組み合わせ、すなわち、曝露反応妨害法で治療したことになるのである。

現在、不安障害の行動療法は各類型ごとの治療プログラムをもつようになっているが、全般性不安障害を除いて、どの類型の治療プログラムにもこのエクスポージャーが共通した基礎技法となっている。そしてそれにほかの技法、たとえば強迫性障害であれば、反応妨害法をというように追加されている。

たしかに、系統的脱感作法は行うのには煩雑であり丁寧さも時間もいる。また、そのまま適用できる症例は限られてはいる。しかし、わたくしはこの治療法がもっている、不安刺激状況や不安反応の具体的で繊細な把握や分析の技術、不安反応を共有する技術、などは行動療法をおこなうときの基礎的な技術になると今も考えている。そして、行動療法を指導するときには、この治療法による治療を面倒でも一度経験することを今でもすすめている。

四　行動の多次元的把握と技法選択

(一) 不安の多次元的把握と技法選択

一九七〇年代から一九八〇年のはじめにかけての行動療法研究、とくに神経症の行動療法研究で注目されていたのは、行動の、とくに不安行動の多次元的把握に基づく技法選択に関する研究であった。これはすでに第Ⅱ部で一部述べているところである。その当時、系統的脱感作法、モデリング、フラッディング、などの不安治療技法による治療効果について、不安の次元ごとの効果を調べ、それによる技法選択の基準の提唱を試みた研究がさかんに報告されており、それはとても興味をそそられるものであった。先に述べたわたくしたちの系統的脱感作法の適用に関する研究は早い時期におこなわれた、そのような研究のひとつであるといってもよいだろう。

同じ研究の流れであるが、治療技法や治療の経過における不安の各次元の間の同期性、すなわち、不安感と、不安行為と不安認知との関係、に関する研究報告も同じように面白かった。このころ、わたくしも、さきに述べたP君と似た症状をもっていた曝露反応妨害法を用いて治療していた高校生のQ君の強迫症状の治療経過を、不安感と、強迫行為と、思考認知と、にわけて、それぞれに関しての推移をみたことがある。この三者の同期性は、治療の経過中に変化して一定していないこと、また、治療前と治療終結時には同期性は高く、中間時、すなわち症状が少し軽快しているときにもっとも低いことを見出した。この結果は、もちろん、治療効果をみることに役立つのであるが、そとからみると、一見よくなっているようにみえる場合でも自覚的な苦痛は変化していなかったり、また、その逆であったりするような、臨床常識的にはわかっていることを示している。あらためてそれを確かめたというところではある。

現在ではこのような不安の多元的な把握は不安障害の行動療法では通常のものになっているように思う。

(二) 技法選択に関する検討

先に述べた系統的脱感作法の適用に関する研究は、技法の選択に関する研究でもあるが、技法選択はずっとわたくしの興味の対象であった。その当時にまとめた技法選択に関する研究は、そのかなりあとになって、『行動医学の実際』(一九八七)のなかで述べている。ここでは、技法の選択の基準を、それまでの行動療法経験を検討して、提案している。そして、技法選択を、①治療の対象行動のタイプ(刺激から反応への関連を対象にするのか、反応から刺激への関連を対象にするのか)による選択、

②対象行動の次元（身体次元か、思考・認知次元か、行為次元か）による選択、③患者の能力などの適用に関する現実的な選択、について、提案し、適用するときの留意点についても述べた。この研究は現在読みかえしてみても、基本的なところでとくに修正するところはない。

また、当時から、強迫神経症（現在は強迫性障害）の患者を多くみていたので、強迫神経症の技法選択も研究課題のひとつになっていた。その当時のわたくしは、それまでの経験から、強迫神経症は単一ではなく、曝露反応妨害法のほかにも、それに応じる治療技法がいると考えていたからである。わたくしたちは、治療をおこなった強迫神経症の患者について、強迫症状を、症状の先行刺激・不安感・衝動・強迫観念・行為のそれぞれの内容と有無と、それぞれの関連の仕方、によって分類し、各群での、実際に用いられた技法、強迫傾向、対人関係、治療効果、を調査した。そして、それぞれの群での治療方法の提案をした。この研究結果は、その後の一九八三年にワシントンでおこなわれた第一回のWorld Congress on Behavior Therapyで報告した。

その後も強迫性障害の行動療法研究を続けてきたが、現在では、治療の方法にしても、治療法の選択にしても、治療を供給する手段にしても、また治療法の研修にしても、当時とは比較にならないくらい進歩し、考えも及ばなかった展開もある。それについては次章で少し述べる。

五 治療効果の長期予後調査

やはりこのころ、わたくしたちの行動療法による治療効果の予後調査をしたことがある。行動療法の効果研究は、条件を正確に設定した群間での、厳密に記述された条件下での、ひとつの技法や治療プログラムに関する、短期の効果研究がほとんどである。それはそれで必要な研究ではあるが、臨床実際そのものを表すものではない。

わたくしたちがおこなった予後調査は一九七〇年代の後半に、治療終結して三年以上（平均は四年八カ月）経過した神経症患者三〇名（四五名を対象にしたが連絡不能が一三名、二名からは返事がなかった）におこなったものである。患者の主症状はさまざまであった。主症状、気分に関しては一例を除く二九名が治療終結時の改善を維持しているかさらに改善が続いていた。生活、社会適応に関しては全例が改善を維持しているか、さらに改善していた。予後は、治療終結時の改善の程度に関係していたが、しかし、改善は症状のまったくの消失は必要でないこと、もあきらかにした。そして、長期予後は主症状によって差があるようであった。

これも素朴な統制が不十分な調査研究であったが、この結果は現在でも、臨床実際の印象とよく合う。

六　わたくしたちの行動療法実践と研究

この頃、わたくしのまわりには行動療法を実践し研究する若い同僚医師や看護師や、また、外部の人たちも少しずつ集まってくるようになった。この論文では神経症研究を中心に述べたが、わたくしたちがいたのは精神科臨床であるので、当然、ほかの障害や問題も行動療法実践と研究の対象になっていた。慢性期精神病の生活や、服薬、興奮、妄想、幻覚、摂食障害、抑うつ、生活習慣、肥満、習癖、子どもの問題行動や発達障害など、さまざまであった。治療のしかたも技法もさまざまに工夫され考案されていた。たとえば、妄想や幻覚の治療にはすでに現在にみるような認知再構成の方法を用いたりもしている。

臨床はいつも創造的で新しい。

当時をふりかえってみると、このころのわたくしは、行動療法をまだ研究の対象としてみていたような感じがする。それが臨床の手段に変わったのは、わたくしが一九八四年につぎの職場である肥前療養所（現在の肥前精神医療センター）に移って、そこでの臨床を重ねながらであったように思う。わたくしは行動療法を、方法の体系、ととらえ、方法としての行動療法、と表現するようになった。

第二章　わたくしの治療法

前章に続けて、わたくしの行動療法経験、そこで考えたこと、展開、などを気ままに述べようと思う。

わたくしは行動療法の経験を重ねながら、行動療法を、まとまった治療法として他の精神療法と比較させてとらえるというよりも、方法をもって臨床に対することで、それらの方法がその臨床で生き、結果として、行動療法というまとまりをもった治療法になっていく治療法、としてとらえるようになった。そして、行動療法を、方法の体系、としてとらえ、わざわざ、方法としての行動療法、と表現することが多くなった。方法としての行動療法は、独立した治療法や治療プログラムを疾患や問題ごとにいくつもつくることができるのであるが、同時に、方法としての行動療法は、その臨床ごとの必要性に合わせた、わたくしの治療法、にもなっていくものである。そこが表現できれば嬉しい。

一　発達障害児との治療経験と、親の養育技術援助のための「お母さんの学習室」への展開

(一)　発達障害と精神遅滞をもつMちゃんとの治療経験

わたくしは、一九八四年に九大精神科から肥前療養所（現在の肥前精神医療センター）に移ったが、そこでのわたくしの最初の入院患者になってくれたのが発達障害をもつ九歳の発達指数一八の最重度精神遅滞の女児Mちゃんであった。Mちゃんとの治療経験も、わたくしの行動療法の理解をすすめさせ技術を上達させてくれた。

Mちゃんについては、第Ⅱ部「刺激－反応分析」の項でも、状態の一部を述べている。ここでは行動療法をもっているわたくしが、そこでどのように考え、どのような技法を、どのように用いて、治療として構成していったかを表現したい。

(a)　Mちゃん

Mちゃんは、とくに母親に向けられた酷い乱暴と、基礎的な生活が未自立のため家庭での養育が困難で、児童相談所からすすめられて両親に連れられて来所した。Mちゃんには、「マーマー」とか「アー」のような発声があるだけで言葉はなく、摂食や排泄はすべて母親に依存していた。Mちゃんの発達は全般的に遅れ発語は二歳になってからであり、そのころから人に関心をもたないところや、両手を揺

り合わせるような癖がみられ、三歳ごろから噛みついたり叩いたりなどがみられるようになった。母親はそのように指導されていたこともあってMちゃんを受け入れなければいけないと考え暴力にもされるままになっていることが多かった。父親は暴力には厳しく対処し、父親がいるところではMちゃんの暴力は軽く、また二歳年下の妹にはほとんど暴力はなかった。診察室のなかでも、Mちゃんは父親が手を離すと母親に叩きかかろうとし、母親は泣きだしそうな顔をして即座にしゃがみこみ暴力をさけるような姿勢をとっていた。

母親は、子どもの暴力がとくに自分に向けて酷いことを、子どもが自分を憎んでいるからであり母親としての資格がないからである、と自分の出生時の不運と結びつけて考えて自分を責めていた。母親は彼女の父親を出生前に、また母親を出生直後に亡くし、その後は母親の姉である叔母（近所に住んで母親の子育てを手伝っている）に育てられた。母親は温厚でどちらかといえば明るい女性で、高校卒業後に就職し、同僚であった夫と結婚して二児をもうけている。

わたくしはそれまでMちゃんのような子どもを治療したことがなかった。それまでの患者は大体が中学生以上で、暴力はあったとしてもなんとか言葉が通じる人たちであった。そんな経験ではあったが、わたくしは疲れ切って絶望している母親がとても気になった。子どもをこのままで施設入所にすることが母親にとって、また、この親子にとってよいことだろうかと考えた。母親が親としての資格がないという気持ちのままで子どもの養育を人にあずけて子どもが成長したら、母親はずっとみじめな気持ちのままで生活しなければならないかもしれないし、もしその後の生活のなかで困難なことが生じたときに母親はそれを乗り切って生きていけるのかしらと、わたくしは三四歳になったばかりの母親の悲痛な姿をみながら考えた。そして、母親のこの思い方や、母と子とのこの関係が少しでも穏やかなものになるように治療ができないものだろうかと考えた。

そして、もし治療に母親の養育技術の学習の援助という側面を積極的に持ち込むことができれば、子どもの治療も親への援助もできるのではないだろうかと考えついた。わたくしはその考えを両親に話し、Mちゃんをひとまず入院させることをすすめた。両親は納得してくれてMちゃんの入院治療がはじまったのである。

わたくしは治療の入り口をどこに求められるのだろうかと考えながら、いっしょに受け持ちになってくれた障害の子どもの療育の経験の多い心理士の伊藤紀子先生とMちゃんの行動観察をおこなった。病棟は、当時「動く重心児」とよばれていた発達に障害がある子どもたちの病棟であったが、そこでのMちゃんの、ほかの子どもたちとの関係のとり方、病棟スタッフとの関係、食事や排泄や入浴や更衣などの基礎的な生活技術、暴力、などのひとつひとつの刺激‐反応分析をおこなっていった。Mちゃんの子どもたちへの暴力は大部分は意味がつかめるもの、たとえば、Mちゃんの行く手をほかの子どもが塞いでいるとか、物を渡そうとして気づいてもらえないとき、などであった。暴力はいったんはじまると激しくなっていた。スタッフにたいしても暴力はあるが、それはほとんどが要求が通じないときで、強くもなかった。そんなときはMちゃんの両手を肘のところでつかまえ、目を合わせて、静かに、はっきりと、いけません、というとそれ以上の暴力になることはほとんどなかった。しかし、母親がいるところではほかの子どもたちへの意味がつかみにくい暴力も増えていた。

これは第Ⅱ部の行動分析のところでその一部を説明しているが、Mちゃんは母親の姿をみた途端にマーと言いながら（嬉しそうに、とわたくしには見えた）母親に駆け寄っていき、しかし、体が触れるやいなや、殴る蹴る髪の毛を引っ張るのような暴力になって、それはだんだんと酷くなっていった。母親は病棟に入る前からびくびくしており、Mちゃんが駆け寄ってくるのに怯えて、叩かれるのを防ぐような姿勢をとり、乱暴されるのにまかせていた。

Mちゃんの摂食や更衣や排泄はまったくの未自立で、食べ物は歩きまわりながら手づかみで口に入れ、ほとんど噛むことをしないまま飲み込んでいた。水もそうであった。排便や更衣、入浴も、自分でしようとするところがみられなかった。洋服もMちゃんが歩いているのをスタッフが追いかけるようにして着せかけなければならなかったし、入浴も排便もそうであった。躾けをする余裕はなかったのだ、とわたくしたちは納得したものだった。

この観察から、Mちゃんは、人との関係は乱暴の形ではあっても持つことができている、周囲の状況の判断は可能である、運動機能に問題はない、それらに比べて不釣り合いに生活の基礎技術の学習ができていない、などがわかり、乱暴があることが躾けを妨げ、この子の成長を阻害していると考えたのである。そこから、わたくしたちは、この子に乱暴でない人との関係のとり方を学習できるようにし、同時に基礎的な生活技術を学習させることが必要であると考えてみた。（この行動観察からMちゃんの発達指数の一八はみせかけで、実際の能力はもう少し高い、とわたくしたちは推定したものである)。そして、この治療に母親を治療者として訓練して参加させ、母親が子どもの暴力に対処し、基礎的な生活技術や社会技術を躾けることが、母親の辛い気持ちや母と子との間にある問題を改善させることになる、と考えたのである。

わたくしはその考えを母親に話した。母親は是非そうしてみたいと希望した。こうして母親を入れた治療が始まったのであった。わたくしには初めての試みであった。

(b) 治療

治療では、食事(テーブルにつく、皿の端を片手でつかまえる、フォークを握る、食べ物を噛んで呑み込む、など)やトイレでの排尿便、衣服の着脱などの基礎的な生活習慣、簡単な一人遊び、叩かない母親との接触(たとえば、母親への呼びかけや物を手渡す、簡単な手伝い)、などの基礎的な生活、社会技術の獲得を目標にして、それをひとつずつ訓練することにした。それぞれの訓練課題を、Mちゃんができる課題までに小さい課題に分けて、分けた課題のひとつずつを、Mちゃんにわかるように示して、説明し、そうさせてみて、できたらしっかりと誉めて……をくりかえした。ここで用いた技法は第Ⅱ部で説明している、課題分析、プロンプティング、シェーピング、強化、モデリングなどいろいろであった。そして、そのときに生じる乱暴は、そのつど目をみて腕を抑えて、はっきりと「いけません」と教示して制止し、乱暴をして投げた物はもとにもどさせ(オーバーコレクション)、興奮がおさまらないときはおさまるまでその場所から連れ出し(タイムアウト)、叩きかかる手をそのまま握手にして直接的に行為の修正をしたり、などもした。そして、この治療を、母親が行えるようにした。母親にはまずわたくしたちの治療を観察してもらい、ついで、その方法と意味を説明し、そのあと実際におこなってもらい、それを側で強化したり修正したり、をくりかえした。

また、治療の後半から治療の場を、病棟から、外来にある、居室と観察用のTVと通話装置がある隣接した観察室をもった家族治療室に移した。そこで、母子だけで過ごす時間をつくり、TV上に観察される母親の養育行動を、即時に直接的にマイクを通して教示したり強化したりした。そしてさらにそのあとで、母親といっしょに録画をみながら、母親の養育行動を強化したり修正したりもした。このようにして一年間、母親とともには約五〇回の治療をおこなった。

母親は訓練に通い続けた。母親はMちゃんに積極的に接するようになり、明るくなっていった。この変化もこの治療の目的のひとつであったが、とても嬉しいものであった。治療をはじめて一カ月くらい経過したとき、母親は子どもが椅子に腰掛けてフォークを握って食事をしているのをみて、「この子が人間らしく食事をしている」とびっくりし、「躾けるとできるのだ」と感想を述べている。六カ月目、家族治療室での治療が始まってからのことであるが、母親は、「子どもといっしょに食事ができて嬉しい」「子どもの気持ちが少しわかるようになった」と涙ぐみ、一年近くになると「こころが通じる」「手応えがある」と述べている。治療の後半では、Mちゃんが絵本をみながら「あーあー」と母親に話しかけ、それに母親が答えるような穏やかな情景がよくみられるようになった。それはとてもこころが和むものであった。

一年で治療を終えた。家族は将来のことも考えMちゃんは施設入所になった。わたくしたちはその後も数年の間、母親からの手紙で経過を追えた。Mちゃんは定期的に帰宅しており、自宅では乱暴はときどきあるものの程度は軽く、母親はMちゃんが短気であるからだと考えてあまり気にしていないようであった。Mちゃんは二語文が話せるようになり、食べ物の名前や歌詞を覚え、箸をつかって食事ができるようになった。母親は治療の一年間を振り返り、短い期間だった、と述べ、子どもとこころが通じたと感じたときの嬉しさは忘れられない、治療ではなにかに立ち向かうことを学んだ気がする、とも述べていた。母親は働きはじめていた。

この原稿を書きながら、わたくしはもう二一年も前になる当時のことをありありと思い出している。Mちゃんの勝気そうな可愛らしいがつんとした顔だちや、母親の細い声や優しげな振る舞いと、涙と笑顔。Mちゃんはもう三〇歳を越えているし、お母さんは五〇歳代の後半になっているはずである。

(二)「お母さんの学習室」への展開

この治療をしながら、わたくしは行動療法をもっていてよかったと実感していた。わたくしがこの治療法をもっていなかったなら、このように問題に則し、問題に応じた方法を用いて治療をすすめることは難しかったかもしれないし、また、母親をこのようなかたちで援助することは思いつかなかったかもしれないと考えたのであった。そしてこのときの実感が、行動療法は方法の体系である、とするわたくしの行動療法理解の兆しになったと思うのであるが、この話題については節を改めたところでまた述べる。

また、わたくしはこの治療の経験から、Mちゃんのように発達に問題をもっている子どもたちの養育には、やはり、彼らに応じた、専門的ともいえるような養育の技術が必要であるということを考えた。そして、そのためには親に養育の技術の援助や指導が必要であるだろうし、そうすることで、この子どもたちにしかたなく生じてくる問題を予防し、子どもの発達をすすめることができるのではないだろうかと考えた。それは子どもの発達にたいしてそうあるだけでなく、親にも養育に希望と自信をもってもらえるようになるのではないだろうか、などと考えた。

この考えを、いっしょに治療をした伊藤紀子先生をはじめ、子どもの治療に取り組んでいる医師や心理士に話してみた。そして、肥前療養所には、すでに、系統的ではないものの、個人で、あるいは数人の集団で、子どもと親を対象にした、少なくはない経験があることがわかった。わたくしはよいところで臨床をしているのだと感謝したい気持ちであった。

わたくしは彼らとともに、それらの経験を集めて、発達の障害がある子どもの親を対象にして、必要な養育技術を学習してもらうための、小さい集団での、系統的で組織化された治療プログラムをつくることにした。それまでの経験を個々に検討し、それらをまとめて土台にした。さらに、文献(ほとんどが欧米のものであった)を輪読検討したり、親訓練研究の総括と思われる書物を訳出したりもした。親訓練は行動療法の対象領域のひとつであり、一九六〇年代後半から素朴なかたちではあるがおこなわれ始めていることがわかった。このようにしながら治療プログラムをつくっていった。

この治療プログラムを「お母さんの学習室」とよぶことにしたが、このプログラムが実際に組織的に動きだしたのは一九九一年からである。わたくしはプログラムをつくるところまでこの活動に参加し、あとはもともとの担当である大人の臨床実践と研究統括に専念することにした。お母さんの学習室は、そののちの実践や効果もまとめて入れ、わたくしが監修をして『お母さんの学習室――発達障害児を育てる人のための親訓練プログラム――』として一九九八年に出版した。

わたくしはこの治療プログラムに、行動療法を学ぶ治療者はもちろんのこと、行動療法に限らずとも、臨床修練の一貫として参加するようにすすめてきた。ここで得る知識や技術や態度は、障害児のためだけではなく、臨床に欠かすことのできないものであると思うからである。この考えはいまでも変わらない。またこの治療プログラムには、新たにＡＤ／ＨＤに特化したプログラムも組まれておこなわれるようになり、これは二〇〇五年に児童精神科医の大隈紘子先生と心理士の伊藤啓介先生が監修をして、『ＡＤ／ＨＤをもつ子どものお母さんの学習室』として出版されているし、全国向けの治療者研修も始めている。

小さな体験が大きな臨床の流れをつくったと思うのであるが、わたくしは、そのようなことを可能にする技術を包括する体系として行動療法をみるのである。

二　多くの経験と行動療法理解と、方法の先進

（一）多くの経験と行動療法理解

そののちも多くの症例と出会い治療を続けてきた。この連載に引用した症例の多くは肥前療養所でわたくしの患者さんになってくれた人たちである。そこでは、いわゆる重症神経症といわれている人たちを多くみることになった。その傾向はそれまでとは変わらなかったが、やはり、治療をおこなうということにおいて重症化している人たちをみることがそれまでよりも多くなった。長期にわたる摂食障害がありそれが生活化している人たちや、ベットから離れられなくなって長く経過して治ることを患者もまわりの人たちもあきらめてしまっているパニック障害の人たちや、また、強迫症状があり生活ができなくなって長年経過している人たちなど少なくなかった。遠方から紹介されてくる人たちも多かった。

経過が長年になっている人たちは、症状の強さでというよりも、治療を受けるというところにおいて重症の人たちが少なくなかった。たとえば、一〇歳のころから不潔恐怖を中心にした強迫症状があり、付ききりで面倒をみていた母親が疲れて自殺し、父親が面倒をみるようになったのだが、父親のそれが気にいらずに暴力が頻発し、父親も自殺を企て緊急に入院になった二〇歳代の男性もいた。彼の身体診察をして、足の裏を触ったとき、それは赤ちゃんのように柔らかく、素足で自分で歩くこともしなかったのだ、とびっくりしたこともあった。また、一〇代の半ばから不潔恐怖があり物を触れ

なくなり生活ができなくなった二〇歳代の男性は、汚くないと主張する母親に強制してそれらを嘗めてもらったあと、やっという感じで物に触れていた。二人はいつも体を密着させるようにしていた。また、莚に巻かれて強制的に連れてこられた確認がひどい二〇歳代の女性は体中打撲のあとの痣だらけで、連れてきた父親も痣だらけであった。このような患者さんや家族をみながら、症状があるということの悲惨さと、このようになってしまう不合理さと、少しでも楽に、生活できるようにすることの必要性を痛感したものであった。

このように、症状と絡まっているところではあるけれど、生活の機能そのものに障害が強く、したがって全体の重症度が高くなっている人たちをみることがそれまでよりも多くなった。そんな人たちを治療してきたのであるが、わたくしの治療は必然的に、さらに、少しでも苦痛を軽くし、少しでも生きやすくするというところに、生活そのものに、直接的に向かうようになった。そして、援助の入り口と方法をみつけようとあれこれ試行し、おこない、をくりかえしてきた。そのどの過程においても、行動療法の技法は拠りどころになったし、このような方法をもっていてよかった、と幾度となく思ったことであった。

Rさんは四〇歳代の主婦である。Rさんは不潔恐怖とそのために物に直接的に触れようとしないことや、頻回のひどい手洗いや、子どもたちを不潔にさせないために家族の生活を奇妙に、また極端に制限していることと、不安発作が強いために、数カ月にわたって親類や家族から入院を強くすすめられたあと、やっと入院治療を受ける決心をして入院した。Rさんの不潔恐怖の対象は夫であり夫が触れたものであった。それは、Rさん自身がとても汚く思っているところに行く羽目になってしまい、そこで汚されてしまったRさんの持ち物や衣服を夫が触るのをみたとたんに、Rさんは夫が汚染されたと思いこみ、夫も夫が触れるところもすべて汚くなったようだった。そのなかで、Rさんがもっともおそれていることは息子（息子と娘がいたが、娘は精神病で入院中であった）が夫の不潔に塗れてしまうことであった。Rさんは自分が入院すると息子を不潔から守ることができないとおそれて入院を拒んでいた。ほかにもいくつか問題があったがここでは省略する。Rさんが入院を決心した直接的な理由は、入院中の娘が、Rさんがいると落ち着いて家に外泊できないということを娘の主治医やわたくしに頻回に訴えていることをRさんが知ったからであった。Rさんは素朴で優しい家族思いの人であった。

Rさんは、息子を不潔にさせないために入院する前に親類にあずけた。そして、息子に自分が退院するまでは帰宅しないということを約束させて入院した。ところが数日もたたないうちに、当然のことであると思うのだが、息子は母親との約束を破って自宅に帰った。入院して二月近く経過したころ、このころはRさんの不安発作はほとんどなくなり、不潔恐怖も病院のなかではあまり問題にならなくなり、家での変わった生活の仕方や考え方についても、おかしいという自覚をもちだしたころであったが、Rさんは自宅に外泊を希望し外泊することになった。ところが、そのことをRさんからの電話で知った夫は、Rさんが帰宅すると彼女に息子が自宅にいることがわかってしまうことをおそれて、外泊をさせないで欲しい、とわたくしに電話をしてきた。

わたくしは夫のその訴えを聞いて、即座に、そのことを治療としてとりあげておこなおうと考えた。そして、わたくしは夫に、わたくしが時間がとれる数日後の午後に時間を指定して、その時間に、夫から直接Rさんに、息子が帰ってきていることを電話してもらうように頼んだ。そのときにはわたくしが側にいるので安心していて欲しいとも付け加えた。そして指定した時間にわたくしはRさんの側にいて夫との電話でのやりとりを聞いた。

当然、Rさんは強い不安の状態になり、どうしよう、とくりかえしながら部屋のなかを歩きまわった。わたくしはずっとRさんに付き添っていた。数時間もするとRさんは少し落ちつき、溜め息をつきながらではあるが、夕食を食べてくれた。わたくしはそのままRさんの側に居続けた。そして、Rさんの、子どもが不潔になってしまったのではないかというおそれや心配や嘆きと、だんだんと心配にとって代わってきた、子どもがそうしたいのにさせなかったという親としての反省などを述べるのを、ときどき相槌を打ちながら聞いていた。電話があってから五時間近くたった消灯のころになると、Rさんはかなり落ちついてきた。そして、わたくしにも、「もう一人で大丈夫、忙しいだろうから帰っていいよ、ありがとう」と言ってくれた。

翌朝会ったときにはRさんは落ち着いており、「よく眠った」、「頭が変わった」、「気分がいい」と言い、その翌日には迎えにきた夫といっしょに外泊した。その一カ月後には退院して外来通院治療に移ることができた。

ここでわたくしが行ったことは、Rさんの恐怖刺激へのイメージによるプロロングトエクスポージャー（以前はこのようなエクスポージャーをフラッディングとよんでいたことは第II部の技法のところですでに説明した）であり、不潔恐怖の軽快が起こることを期待しておこなったものである。また、ここでは、わたくしは、Rさんが生活のなかで起こりうる避けられないことを受け入れることができるように、それを治療としてかたちづくったのである。

このようなことを機会に応じておこなうには、やはり、いろいろな技法を、技法としての定型を、定型的な用い方を、期待される効果とその経過を、知っている必要があると思う。そうでないと、技法を症例ごとに、しかも普遍性をもって、そのときどきに、目的をもって、自在に用いることは難しいのではないだろうかと思う。

わたくしが、方法をもって臨床にたいする、とこれまで説明していることはこのようなところでもあるし、また、技法をもって、技法をその人に合わせて、その人用の方法にして用いる、と説明しているのも、このようなことである。

いろいろな臨床を経験しながら行動療法をおこなってきたのであるが、その理解は結局は常識的なところになってしまうのである。それはMちゃんの治療のなかにも示しているし、この連載の治療のすすめ方のところでも述べているところになるのである。すなわち、方法をもって臨床に対し、「治療の糸口をどこかに探し」「どこかにできているところを探してそれがよくできるようにし」「理論的に用いられる技法を探し、その技法をその人用の方法にして用い」「患者の希望に治療をつなげる」など、など、になるのである。

しかし、そう考えることの程度や、実際にそのようにおこなう技術は、やはり経験のたびに、しかもよい経験のたびに上達し、深化していくものであると思う。この治療のすすめ方もまた学習であるからである。

わたくしはそう考えることにして臨床を続けている。

(二) 方法の先進

わたくしが肥前療養所に移って一年後に臨床研究部ができたが、それを契機にして、また、行動療法に興味をもった若い医師らが少しずつ集まってくるようになり、ここでも行動療法の研究会が発足した。参会する人たちの職種も医師に限らずにさまざまになり、討論が行き交う活発な会になっていった。この研究会では、そこでの発想が生まれやすくなるように、また、それを表現しやすくなるように、研究会としてはいくつかの新しい試みをとりいれた。わたくし自身も含めて行動療法の研鑽にも治療の着眼にもとても役に立つものであったが、この研究会については他でも述べているのでここでは詳細は省略する。わたくしは行動療法の研修指導をこの研究会を基にしておこなった。この研究会があることが外来や病棟での、いま、ここ、での検討をとてもおこないやすくしてくれた。

この仲間から行動療法の先進ともいえる臨床研究が出ている。ここではその一部のごく概略を述べるにとどめる。そのひとつは病院が交通の不便なところにあることが発端になった臨床研究であった。できるだけ患者の負担を少なくするために、電話やファクシミリや、そのうちにメールやインターネットなどの情報手段を、治療を援助し通院回数を少なくてすむように積極的に用いたり、集中的な短期入院と情報手段による治療援助を組み合わせるなども試みてきた。そのうちこの試みは飯倉康郎先生らや当時九大にいた中川彰子先生らが独立した治療法として成熟させてきている。行動療法らしい今後に期待がもてる臨床研究の方向である。もうひとつは治療の過程の定式化の方向の研究である。飯倉先生の強迫性障害の患者向けの治療の手引き書は、患者だけではなく、行動療法を研修し行う側にも役に立ち、そうしている治療者は少なくない。また、彼は、医師や看護師が参加した、個別性を配慮する方法を示しながら、同時に治療の過程を定式として明確に示している著書を編集しているが、この方向もやはり行動療法らしい、方法の先進を示すものである。

三　わたくしの治療法

二〇〇一年に、わたくしは肥前精神医療センターを辞め久留米大学の文学部に移ったが、同時に中規模の総合病院の内科外来の一隅で、週に一度の外来診療を始めた。看護師も内科看護師だけであるので、まったくの一人での精神科診療である。いろいろな訴えをもった人たちが訪れてくれる。患者さんが多く、一人にそれほどの時間が割けられない忙しい外来になっている。過食嘔吐があったAさん、何も手放すことができなかったEさん、そして、生活全般にわたる確認強迫があったOさんは、いずれも、この忙しい一人診療での治療経験である。

このような診療をしながら、わたくしは、最近、患者さんの訴えを、奥行きがある、時間経過がある、動いている、涙も怒りも笑いもある、色も匂いも音もある、動く立体的なイメージとして、瞬間にとらえていることにときどき気がつくことがある。表現を変えると、幾重にも重なり合い、とどまっていない、刺激-反応連鎖がみえ、感じられるということであるし、それはまた、瞬時に行動としてとらえているということになるのだろう。そこに治療の入り口や方向や方法が、刺激-反応連鎖のなかから際立って浮かんでくることもある。これは、わたくしの技術の進歩をあらわしているものであろうが、わたくしが長年そうしているのであるから、そうならない方が不思議なことであるのかもしれない。

この連載では、わたくしは、長年の間にわたくしの身の内になってしまって、現在ではほとんど自動的になってしまっている行動療法の、これまでの治療実際の経験を、それは現在も蓄積し続けているものであるが、そこに再現させながら、それを吟味しながら、記述を続けた。したがって、ここで述べていることは、わたくしの治療法とでもいった方がよいのかもしれない。しかし、治療法は公的なところをもつものでもある。したがって、そこにも配慮したつもりである。

友人たちはわたくしの治療を地場産業風と言ったりニッチ産業風と言ったりしてからかうことがある。しかし、治療法は元来そのような方向をもつものであろうし、とくに、病理理論に基づかない、また、大きな人間理論の後ろ楯もない、それだけではたんに技術の体系にすぎない行動療法では、やはり、役に立ってはじめて意味や価値を生じるのである。

わたくしは、あと少しの時間、臨床の瞬間瞬間に役立つような技の獲得を夢みながら、この治療法をもって臨床を続けようと思っている。

第三章　精神療法の治療作用——その今日的特性 —行動療法の場合

一　行動療法という治療法の特徴と治療作用

行動療法は精神療法の一つではあるが、行動療法の治療法としての構成は他の精神療法とは異なったものである。精神療法はいずれの精神療法においても大きな病理理論や人間理論が中心にあって、それに基づいて治論が展開されるし、したがって、それらの治療法は症例を抜きにしても、まとまりをもって治療を論じることができるだろうし、また、治療作用を論じることもできるだろう。ところが、行動療法は、まとまりをもって理解できるような大きな病理理論も人間理論ももっていないし、さらに、症例を抜きにして総論的に他の精神療法と並列に立って、その差を論じうるような論の構成や方法のまとまりをもっている治療法ではない。

行動療法は、その時の臨床において、該当する治療作用が期待される技法を、多くの技法のなかから選択して用いて、治療をおこなう。そしてその経過をもって初めてその技法が治療法としてのまとまりをみせるのであり、また、そこではじめて、その経過が他の精神療法の経過と比較検討ができるような、行動療法というまとまりをもった精神療法になっていくのである。行動療法はこのような治療法である。

このような行動療法は、もう半世紀も前になるが、それまでの精神療法の治療効果に異議を唱えるようにして出現した治療法であり、学習にかんする基礎学問の臨床応用として出発した治療法である。そしてその出発のときの行動療法の定義は、「実験的に裏付けされた学習の諸原理の行動変容への応用（Eysenck HJ）」であり、行動変容という治療目標と、学習という治療作用の方向をあきらかにさせた、方法としての定義であった。このように行動変容のための学習の方法として特徴づけられて出現した行動療法は、その後も、方法として臨床要請に応じていくことで、技法や治療方法を増やし、理論を広げ、発展し進化し続けて現在に至っているのである。

今日、当然のこととして、行動療法は複数の理論とそれぞれに具体的な治療作用を主張する多数の技法、多数の治療法と治療プログラム、からなる広い範囲の臨床手段を包含する治療法になっている。さらに、この治療法の治療作用の根拠についても、行動療法の根拠として主張されてきた「学習」の内だけには納まらないところもでてきているし、名称すらも行動療法よりも認知行動療法、もしくは認知‐行動療法の方が用いられやすくさえなってきている。そして現在、このような傾向に対して、再び治療作用を「学習」に重きをおく方向への理論の強化や治療法の提案も少なくないのである。

二　行動療法の構成、技法と理論と臨床

(一) 行動療法の構成と臨床

行動療法にそれぞれに、個々に、具体的な治療作用をもっている多くの技法がある。また、技法をいくつか束ねて、やはり具体的な、しかし、技法の場合より少しまとまりをもった治療作用のある治療法や治療プログラムがある。そして、それらの技法や治療法の治療作用の根拠となっている複数の理論枠とがある。

行動療法臨床では、治療者はこれらの技法をもって臨床に臨む。そして、患者の訴えや苦痛を具体的なところで把握（これを行動としてとるというのだが）することで問題をとらえて理解する。さらに、その問題のどこかに治療しやすいところをみつけて、それを具体的な治療対象にすることで治療の入り口をつくる。そして、その治療対象行動の変容に合う治療作用をもっている技法を技法群のなかから選ぶ。さらに、選んだ技法をその症例に合いやすいように使いやすいように工夫を加える、そのようにして技法を用いる。そうしながら治療をすすめて効果をみる。

日常的な行動療法臨床ではこのようなことを繰り返しながら治療をすすめ、治療を構成しているのである。

(二) 技法と治療法と治療作用、理論枠とその展開

このような行動療法臨床の具体的な方法となる技法や治療法について、用いられることの多い技法や治療法のいくつかと、それぞれの治療作用について、理論枠ごとに簡単に述べる。また、理論枠の展開についても簡単に触れる。

行動療法は次の(a)と(b)の二つの理論枠と技法をもって出発した。これらの理論枠からでている技法やそこから展開されてきた治療法は治療作用をあきらかにさせながら、行動療法臨床の要として現在に至っている。

(a) 新行動S-R理論枠

行動療法は二つの理論枠をもって出発し、治療法を発展させてきたのであるが、その理論枠の一つはレスポンデント条件づけの学習を治療作用の基盤にしている理論枠である。この理論枠の中にある技法は、不安や不安障害の治療には欠かせない技法が多い、このなかには、たとえば、不安刺激へのエクスポージャーを基にして技法化されている技法がいくつもある。そのなかで系統的脱感作法が最初に提示された治療法であった。この治療法は、不安刺激から生じる不安反応に筋肉弛緩反応の拮抗不安反応が拮抗条件づけを生じさせることで不安反応の消去をはかること、を主な治療作用と主張している治療技法である。不安障害の行動療法ではこの治療技法を最初の技法にして、その後も不安障害臨床に欠かせない技法が提案され続けてきた。たとえば、広場恐怖のときの治療の要になるプロロング

トエクスポージャー、強迫性障害の治療には欠かせない治療法である曝露反応妨害法のような技法がこのなかにはいっている。いずれの技法においても恐怖刺激へのエクスポージャー（曝露）による不安反応の消去を主要な治療作用にしている。

(b) 応用行動分析理論枠

この理論枠も新行動S-R理論枠とともに行動療法の出発のときからある理論枠であり、オペラント条件づけの学習を治療作用の基礎においている理論枠である。またこの理論枠は行動の記述の理論枠でもあり、行動療法における問題を把握する基礎になる技術、刺激―反応分析の方法をもっている。この方法がないと行動療法はすすめられない。

また、基礎的ともいえる変容技術、たとえば、学習課題を小さな変容しやすい課題にわけて学習しやすくする課題分析や構造化、のような行動療法臨床に欠かすことのできない技法がいくつもある。行動療法における問題把握のための、また、治療をすすめるための、基礎的で主要な技法であるし、これらの技法はそのまま治療作用をもっている変容の技術にもなっている。さらに、強化のような行動療法変容の要になる治療作用をもっている技法もこの理論枠のなかにある技法である。教示、刺激統制、プロンプト、シェーピングなど、このなかにはいる技法は、まとまった治療方法というよりも、治療法の部分を構成して治療作用に影響をあたえている技法が多い。この理論枠には行動療法臨床での臨床行為の基礎をなす技法が集まっているといっても過言ではない。

行動療法はこの二つの理論枠をもって出発したのであるが、その十年後の一九六九年に、あらたに社会学習理論が行動療法理論のなかに参加した。

（c）社会学習理論枠

他者あるいは自己の観察による学習を基礎においている行動療法の理論枠である。モデリングやセルフモニタリング、自己記録のような、自己観察による行動の変容を主な治療作用とする技法がこのなかにはいる。前の二つの理論枠の技法は直接体験学習による治療作用を主にしているのであるのだが、この理論枠の技法は自己や他者の観察による行動の変容を主な治療手段と治療作用にしているものである。これらの技法も、行動療法臨床のあちこちでさりげなく用いられている技法である。

ここまでの理論枠の技法や治療法は学習を主な基礎理論とし、治療作用にしたものである。

その後、それまでの学習を主な基礎理論と治療作用にしてきた行動療法に、あらたに認知療法が参加し、認知行動療法の理論枠が行動療法の理論枠に加わった。いつからそうなったかはよくわからないが、一九八三年にワシントンでおこなわれた第一回の世界行動療法学会において、認知療法の創始者であるベック教授の講演とワークショップが、すでに開かれていたので、その少し前、一九七〇年代の終わり頃からではないかと思う。

（d）認知行動療法理論枠

これまでの行動療法の学習に基をおいた理論枠と異なり、この理論枠は、情報処理理論を基にした理論枠である。この理論枠のなかには、認知再構成法や認知療法のようなまとまった治療作用をもっているた治療法として構成されて提案された治療法が主になっている。これまで述べてきた行動療法の理論枠の技法のように、把握技術や個々の変容技術が提案されて個々の技法で構成されている理論枠ではない。そして、この認知療法が行動療法に参加したあとから、行動療法の呼称が、徐々に、行動療法よりも、認知行動療法あるいは認知―行動療法とよばれることの方が多くなってきたのである。そして、さらにその後、とくにこの十数年の間に、

（e）主として上記理論枠の（a）と（b）の技法を基にして、治療作用としてあらためて常習を重視し、また、治療法としての構成と纏まりを明らかにもっている治療法が提案され続けている。

たとえば、実際の行動変化の方法として上記の行動療法技法を用い、治療の内容と方向に弁証法を用いた境界例を対象にした「弁証法的行動療法」が主張されている。そして、さらに最近、同じように理論枠の（a）と（b）の理論と技法の治療作用に重きをおき、治療法としてのまとまりをもって構成されている「臨床行動分析」が注目されている。

蛇足になるが、「臨床行動分析」に述べられている治療の進め方や方法は、わたくし自身の行動療

法臨床の実際に重なるところが多い。

三　技法と治療法と治療プログラムと、治療作用と用い方

行動療法での治療作用ということを考えるとき、臨床実際での技法の使われ方と治療法や治療プログラムについて考えることも役にたつ。ほとんどの場合、一つの臨床で複数の技法が、そのときどきの具体的な治療対象と目標に対応して用いられているし、一つの治療目標にたいしても複数の技法の重ね使いもよくされていることである。技法の治療作用が具体的に期待されるので、このようなことが可能になるのである。また、技法は治療法や治療プログラムとして構成しやすいのである。

行動療法は、ここまで述べてきたように、個々に治療作用を期待されている基礎的な技法から、ある問題や疾患に向けられてそれぞれの治療作用を期待されているいくつかの技法の集まりからなっている治療法まである。さらに、異なった治療作用が期待されている複数の技法を治療の進行に合わせて構造化してそれぞれ用いられるようになっている治療プログラム、までと広い範囲にわたって構成されている。そして、治療法でも治療プログラムでもそこで用いられる複数の技法は、もちろん、治療作用自体によって用いられるものであって、理論枠にこだわっているものではない。

行動療法には治療法や治療プログラムがいろいろある。よく用いられている治療プログラムの例を

あげると、統合失調症のためのＳＳＴ、発達の障害をもつ子どもの障害に応じた養育技術の学習のための親訓練プログラム、虐待する親のためのリハビリテーションプログラム、不安障害の類型別の治療プログラム、摂食障害のための治療段階ごとに治療技法が推奨されている治療プログラム、など少なくない。

ここでは治療プログラムの例として不安障害の類型別の治療プログラムの構成を述べる。パニック発作・広場恐怖には、プロロングトエクスポージャーと不安対処法と認知再構成法がプログラム化されている、特定の恐怖症には、脱感作法とエクスポージャーの技法が推奨されている。また、社会恐怖にはエクスポージャーと認知再構成法、社会技術訓練法と主張訓練の技法がすすめられている。さらに、強迫性障害には、曝露法と反応妨害法で構成された曝露反応妨害法があるし、全般性不安障害には、リラクゼーションなどの不安対処法や認知再構成法がすすめられている。この治療プログラムをみると明らかなように、プログラムは障害を構成している問題のそれぞれに対応して、それぞれの治療作用を期待された治療技法や治療法で構成されているのである。

この不安障害の治療プログラムにもそれがよく表されているのであるが、臨床実際では一症例を一つの技法だけで治療しているわけではない。そのときの具体的な治療対象と治療目標に応じて、それに合った治療作用を期待されている技法を、理論枠に制限されることなく、それぞれに選んで用いて治療している。また、用いる技法の効果を強くするために他の技法を、これもその技法の治療作用を期待して理論枠に拘らずに重ね使いしていることも少なくない。臨床現場での技法の用いられ方は、期待されている治療作用があるかどうかということと、その臨床のその問題に使えるかどうかという実行可能性という実際的なことによってきまってくるのである。

四　おわりに

ここまで、論題にそって行動療法の治療作用について、技法や治療法をとりだしてそれぞれの治療作用の期待されているところを述べた。これは少し退屈なことであった。行動療法はそれ自体は方法のシステムにすぎない（とわたくしは理解してきている）。行動療法は実際の臨床をとおすことで、はじめて臨床手段としてのいきいきとした価値と意味を発揮する治療法になると思うし、治療作用もそこでさらに展開していくものであろう。

参考文献

第Ⅰ部

Bandura A（1969）Principles of Behavior Modification. Holt, Rinehart and Winston, Inc.

Bellack AS, Hersen M（ed.）(1985) Dictionary of Behavior Therapy Techniques. Pergamon Press.（山上敏子監訳（1987）行動療法事典　岩崎学術出版社）

Eysenck HJ（ed.）（1960）Behavior Therapy and the Neuroses. Pergamon Press.（異常行動研究会訳（1965）行動療法と神経症　誠信書房）

Hawton K, Salkovskis PM, Kirk J, Clark DM（ed.）（1989）Cognitive Behavior Therapy for Psychiatric Problems: A practical guid. Oxford Univ. Press.

Kendall PC（ed.）（2000）Child and Adolescent Therapy: Cognitive-behavioral precedures. Guilford Press.

Skinner BF, Lindsley OR（1954）Studies in behavior therapy, states reports Ⅱ and Ⅲ. Office of naval res., U. S. Navy.

Wilson GT（1978）On the much discussed nature of the term "Behavior Therapy". Behavior Therapy, 9; 89.

Wolpe J（1958）Psychotherapy by Reciprocal Inhibition. Stanford Univ. Press.（金久卓也監訳（1977）逆制止による心理療法　誠信書房）

山上敏子（1988）Eysenckと神経症理論　行動療法研究（特集号）二五

山上敏子（1993）行動療法とはなにか　精神医学三五　一二五二－一二六三頁

山上敏子（1998）精神療法の本質―何をするのか、何ができるのか―　精神療法二四（三）二三二－二三八頁

山上敏子（2003）Evidence based Psychotherapyと行動療法．行動療法3　岩崎学術出版社

第Ⅱ部

［第Ⅰ章］

Bellack AS, Hersen M（ed.）(1985) Dictionary of Behavior Therapy Techniques. Pergamon Press.（山上敏子監訳（1987）行動療法事典　岩崎学術出版社）

Hawton K, Salkovskis PM, Kirk J, et al.（1998）Cognitive Behavior Therapy for Psychiatric Problems: A practical

guide. Oxford.
飯倉康郎編著（2005）強迫性障害の行動療法　金剛出版
久野能弘（1993）行動療法―医行動学講義ノート―　ミネルヴァ書房
Marks I（1987）Fears, Phobias and Rituals: Panic, anxiety and their disorders. Oxford Univ. Press.
Wolpe J（1982）The Practice of Behavior Therapy. 3rd ed. Pergamon.
Wolpe J（1958）Psychotherapy by Reciprocal Inhibition. Stanford.
山上敏子編著（1987）行動医学の実際　岩崎学術出版社
山上敏子（2003）行動療法3　岩崎学術出版社

[第11章]

Alberto PA, Troutman AC（1999）Applied Behavior Analysis for Teachers: Fifth edition. Prentice-Hall, Inc.（佐久間徹・谷晋二・大野裕史訳（2004）はじめての応用行動分析　日本語版第二版　二瓶社）
Barlow DH, Rapee RM（1991）Mastering Stress A Lifestyle Approach. American Health Publishing Company.
Bellack AS, Hersen M (ed.)（1985）Dictionary of Behavior Therapy Techniques. Pergamon Press.（山上敏子監訳（1987）行動療法事典　岩崎学術出版社）
飯倉康郎編著（2005）強迫性障害の行動療法　金剛出版
Kazdin AE（2001）Behavior Modification in Applied Settings. 6th ed. Wadsworth.
大隈紘子・伊藤啓介監修（2005）AD/HDをもつ子どものお母さんの学習室　二瓶社
Sturmey P（1996）Functional Analysis in Clinical Psychology. John Wiley & Sons, Ltd.（高山巖監訳（2001）心理療法と行動分析―行動科学的面接の技法―　金剛出版）
山上敏子編著（1987）行動医学の実際　岩崎学術出版社
山上敏子監修（1998）お母さんの学習室―発達障害児を育てる人のための親訓練プログラム―　二瓶社
山上敏子（2001）臨床手段としての行動療法（山上敏子編）行動療法　こころの科学九九　一〇-一九頁

[第三章]

足達淑子（2001）ライフスタイル療法―生活習慣改善のための行動療法―　医歯薬出版

Bandura A（1969）Principles of Behavior Modification. Holt, Rinehart, Winston, Inc.

Barlow DH, Rapee RM（1991）Mastering Stress: A Lifestyle Approach. American Health.

Beck JS（1995）Cognitive Therapy: Basics and beyound. Guilford Press.（伊藤絵美・神村栄一・藤澤大介訳（2004）認知療法実践ガイド 基礎から応用まで―ジュディス・ベックの認知療法テキスト―　星和書店）

Bellack AS, Hersen M (ed.) (1985) Dictionary of Behavior Therapy Techniques. Pergamon Press.（山上敏子監訳（1987）行動療法事典　岩崎学術出版社）

Hodgson R, Miller P（1982）Selfwatching. Multimedia Publications.（成瀬悟策監修（1984）セルフウオッチング―悪習慣の自己コントロール―　東京書籍）

飯倉康郎編（2005）強迫性障害の行動療法　金剛出版

Kazdin AE（2001）Behavior Modification in Applied Settings. Wadsworth.

Kingdon DG, Turkington D（1993）Cognitive-Behavioral Therapy of Schizophrenia.（原田誠一訳（2002）統合失調症の認知行動療法　日本評論社）

Meichenbaum D (1977) Cognitive Behavior Modification: An integrative approach. Plenum Press.（根建金男監訳（1992）認知行動療法―心理療法の新しい展開―　同朋舎出版）

Rachman SJ, Hodgson RJ（1980）Obsession and Compulsions. Prentice-Hall.

坂野雄二（1995）認知行動療法　日本評論社

Sturmey P（1996）Functional Analysis in Clinical Psychology. John Wiley & Sons, Ltd.（高山巖監訳（2001）心理療法と行動分析―行動科学的面接の技法―　金剛出版）

内山喜久雄（1998）行動療法　日本文化科学社

Yamagami T（1971）The treatment of an obsession by thought-stopping. J Behav Ther Exp Psychiat, 2 (2); 133-135.

Yamagami T（1978）Changes of behavior, fear and thought in the treatment by response prevention: a case study of obsessive compulsive disorder. Folia Psychiatrica et Neurologica Japonica, 32; 77-83.

山上敏子（1994）行動療法のなかでみる神経症（牛島定信編）神経症・人格障害　シリーズ精神科症例集　中山書店

山上敏子監修（1998）お母さんの学習室―発達障害児を育てる人のための親訓練プログラム―　二瓶社

山上敏子（2003）行動療法のすべて　こころの臨床アラカルト二二（二）一-一九四頁

[第四章]

Alberto P, Troutman AC（1999）Applied Behavior Analysis for Teachers. Fifth ed. Prentice.

飯倉康郎編著（2005）強迫性障害の行動療法　金剛出版

飯倉康郎・山上敏子（1999）行動療法　（岩崎徹也・小出浩之編）臨床精神医学講座一五　精神療法　二五一-二七二頁　中山書店

神田橋條治（1984）精神科診断面接のコツ　六七―七八頁　岩崎学術出版社

Kirk J（1998）Cognitive-behavioural assessment.（Hawton K, Salkovskis PM, Kirk J, Clark DM（ed.）Cognitive Behaviour Therapy for Psychiatric Problems: A practical guide. pp.13-51, Oxford Medical Publications.

久野能弘（1987）行動分析と行動評価　（山上敏子編著）行動医学の実際　pp.1-35, 岩崎学術出版社

O'Brien William, Stephen N Haynes（1993）Behavioral Assessment in the Psychiatric Setting. In: Bellack AS, Hersen M (ed.) Handbook of Behavior Therapy in the Psychiatric Setting. pp.39-72, Plenum.

Sturmey P（1996）Functional Analysis in Clinical Psychology. John Wiley & Sons, Ltd.（高山巖監訳（2001）心理療法と行動分析―行動科学的面接の技法―　金剛出版）

Wolpe J（1982）The Practice of Behavior Therapy. pp.56-85, Pergamoan.

山上敏子（1990）行動療法　pp.1-11, 岩崎学術出版社

山上敏子・伊藤紀子・大隈紘子（1991）行動療法の一領域精神発達遅滞児の親訓練　臨床精神医学二〇（七）九〇三-九一〇頁

山上敏子（2001）臨床手段としての行動療法　（山上敏子編）特集行動療法　こころの科学九九　一〇-一九

山上敏子（2003）行動療法のすべて　こころの臨床アラカルト二二（二）一-一九四頁

第Ⅳ部

[第Ⅰ章]

Bellack AS, Hersen M (ed.)(1985)Dictionary of Behavior Therapy Techniques. Pergamon Press.(山上敏子監訳(1987)行動療法事典　岩崎学術出版社)

Eysenck HJ (ed.)（1960）Behavior Therapy and The Neuroses. Pergamon Press.（異常行動研究会訳（1965）行動療法と神経症　誠信書房）

Hersen M, Rosqvist J (ed.)（2005）Encyclopedia of Behavior Modification and Cognitive Behavior Therapy vol. 1: Adult clinical applications. Sage.

Hersen M, Gross AM (ed.)（2005）Encyclopedia of Behavior Modification and Cognitive Behavior Therapy vol. 2: Child clinical applications. Sage.

Hersen M, Sugau G, Hormer R (ed.)（2005）Encyclopedia of Behavior Modification and Cognitive Behavior Therapy vol. 3: Educational applications. Sage.

Marks IM, Hodgson R, Rachman S（1975）Treatment of chronic obsessive-compulsive neurosis by in-vivo exposure: a two-year follow-up and issues in treatment. Brit J Psychiat, 127; 349-364.

Rachman SJ, Hodgson RJ（1980）Obsessions and Compulsions. Prentice-Hall.

内山喜久雄（1975）行動療法　文光堂

Wells HK（1956, 1960）Pavlov and Freud. International Publishers.（中田実・堀内敏訳（1965）パブロフとフロイト　黎明書房）

Wolpe J（1969）The Practice of Behavior Therapy. Pergamon Press.

Yamagami T（1971）The treatment of an obsession by thought-stopping. J Behav Ther Exp Psychiat, 2 (2) ; 133-135.

山上敏子・香西洋・大隈紘子・疋田好太郎（1975）系統的脱感作法の適用についての一考察　精神神経学雑誌七七　九一五–九二四頁

Yamagami T（1978）Changes of behavior, fear and thought in the tretment by response prevention: a case study of obsessive compulsive disorder. Folia Psychiatrica et Neurologica Japonica, 32; 77-83.

Yamagami T, Morinaga Y, Okuma H, et al.（1980）Long-term prognosis of behavior therapy in practice. Folia

Psychiatrica et Neurologica Japonica, 34; 465-472.
山上敏子編著（1987）行動医学の実際　岩崎学術出版社

［第二章］

飯倉康郎（1999）強迫性障害の治療ガイド　二瓶社
飯倉康郎・山上敏子（1999）行動療法　臨床精神医学講座第一五巻　二五一－二七二　中山書店
飯倉康郎（2003）電話やコンピューターなどの情報機器の利用による行動療法のサポート　精神療法二九（二）一五七－一六六頁
飯倉康郎編著（2005）強迫性障害の行動療法　金剛出版
中川彰子（2003）インターネットを利用した強迫性障害の行動療法　精神療法二九（二）一四八－一五六頁
大隈紘子・伊藤啓介監修（2005）AD/HDをもつ子どものお母さんの学習室　二瓶社
Schaefer CE, Briesmeister JM (ed.)（1989）Handbook of Parent Training. John Wiley & Sons.（山上敏子・大隈紘子監訳（1991）共同治療者としての親訓練ハンドブック　上下　二瓶社）
山上敏子編著（1987）行動医学の実際．岩崎学術出版社
山上敏子（1990）行動療法　岩崎学術出版社．
山上敏子・伊藤紀子・大隈紘子（1991）行動療法の一領域―精神発達遅滞児の親訓練―　臨床精神医学二〇（七）九〇三－九一〇頁
山上敏子（1997）行動療法2　岩崎学術出版社
山上敏子監修（1998）お母さんの学習室―発達障害児を育てる人のための親訓練プログラム―　二瓶社
山上敏子編著（2001）行動療法　こころの科学九九　一〇－一九頁
山上敏子（2002）一臨床研究者の回想 国立肥前療養所とわたくしと臨床研究　福岡行動医学雑誌九（一）五四－六六頁
山上敏子（2003）行動療法3　岩崎学術出版社
山上敏子（2003）行動療法のすべて　こころの臨床アラカルト二二（二）一三一－一九四頁

[第三章]

Miller AL, Rathus JH, Linehan MM (2007) Dialectical Behavior Therapy with Suicidal Adolescents. (高橋祥友訳 (2008) 弁証法的行動療法―思春期患者のための自殺予防マニアル　金剛出版)
Ramnero J, Torneke N (2008) The ABCs of Human Behavior : Behavioral Principles For The Practicing Clinician. (武藤崇・米山直樹監訳 (2009) 臨床行動分析のＡＢＣ　日本評論社)
山上敏子 (2003) 行動療法のすべて　こころの臨床アラカルト二二 (二) 一―一九四頁

新訂増補版あとがき

ずいぶんと長いこと精神科医師として多くの患者さんたちの診療をおこなってきた。もうぼつぼつ半世紀になる。

その長い精神科診療経験のなかで、医師になって八年くらい経ってから行動療法の勉強をはじめ、それをわたくしの主要な方法として臨床をおこなってきた。その経験もぼつぼつ四〇年になる。長いことであるからか、いまはこの方法はわたくしにとっては自然な方法であり、わざわざ取りだして考えるような方法ではなくなっている。自然にそのようにからだが動く、というところである。それに、他の精神療法とも違和感というか、そんな感覚がなくなっているように思うし、行動療法で考えると同じようなというか、その一部というか、そんなとり方をしているように思える。たぶん、わたくしには、他の精神療法の方法も、わたくしの行動療法の方法のなかに溶け込ませているところが少なくないのだと思う。なにしろ長い時間があったのだから。

二〇〇七年に初版の『方法としての行動療法』を出版し、このたび、新しい論文を加え新訂増補として刊行できることはとても嬉しい。この本から、自分なりの治療法を見つけていただけたら、また嬉しい。

二〇一五年一一月

山上敏子

旧版あとがき

この本は、雑誌「精神療法」に、「方法としての行動療法」として二年にわたって掲載してきた論文をまとめて、本としての体裁を整えたものである。

本書では、わたくしの、いま、ここにあるところを、わたくしのこれまでの経験と行動療法の体系にのせたところで表現しようと努めた。

精神療法は、どのような治療法でも長くそれを続けていると、自分にとって自然なものになり、自分のものとして自在に働くものになるのだと思う。とくに行動療法にはそれがいえるのではないかと思う。行動療法は、本書で説明をしているように、もともとが、大きな思索がもとになっているというものではなく、小さな方法に優れた治療法である。したがって、この治療法は、実際の方法として、治療者自身の身の内に入りやすいものであるし、自然の一部になりやすいところをもっている治療法であるように思う。しかし、そこのところが、かえってこの治療法を、不自然に、また、わざわざ難しくみせているところがあるのかもしれない。この治療法の指導を、とくにわたくしの身近でない治療者にするとき、ときどき、多分、その人にとっても、不自然に感じとられているのではないのだろうかと思われるような、ぎこちない硬い、偏った問題の見方や、不自然なぎくしゃくした治療のすすめかたをみることがあってびっくりすることがある。治療法は役立つように用いるものであって、それに不自由に屈伏させられるものでは決してないのである。

方法は自分の、身の内、にしてしまうことである。そうすると、そこから発想が自由を得て自在になり、力強くなってくるものである。そして臨床の要請に、素直に、自由に応じることを妨げられにくくなるのである。この本の記述がそこのところにも役立つものであったらとても嬉しい。

この本の完成に欠かすことのできなかったお二人に感謝する。

長年の友人であり、また、現在の同僚でもある医療ソーシャルワーカーの大垣京子さんにこころからの感謝を述べる。彼女は多忙な中を、下書き段階の原稿を読んでくれて、そのつど、素直な、臨床そのものの、正鵠を射た意見をくれた。それは、わたくしの都合でいつも真夜中になってからのことであった。それが二年間も続いた。ありがとう。

金剛出版の小寺美都子さんにも、いつも変わらず、明るく、優しく、頼りになる、そして、機知に富む、励ましをいただき続けた。ありがとう。

二〇〇七年六月

山上敏子

著者略歴

山上敏子（やまがみ としこ）

1962 年　九州大学医学部卒業

1963 年　九州大学医学部神経精神医学教室入局

1969 年～ 1970 年　米国テンプル大学留学

1974 年～ 1984 年　九州大学医学部講師

1985 年～ 2001 年　国立肥前療養所臨床研究部長

2001 年～ 2007 年　久留米大学文学部教授

早良病院を経て　2014 年～現在みのはら病院

主著書　山上敏子の行動療法講義 with 東大・下山研究室（共著，金剛出版　2010）
　　　　行動医学の実際（編著，岩崎学術出版社　1987）
　　　　行動療法（岩崎学術出版社　1990）
　　　　行動療法 2（岩崎学術出版社　1997）
　　　　行動療法 3（岩崎学術出版社　2003）

監訳書　行動療法事典（岩崎学術出版社　1987）
　　　　行動医学の臨床（二瓶社　1995）
　　　　親訓練ハンドブック上・下（二瓶社　1995）

新訂増補　方法《ほうほう》としての行動療法《こうどうりょうほう》

2016 年 2 月 10 日　発行
2022 年 2 月 1 日　2 刷

著　者　山上《やまがみ》　敏子《としこ》
発行者　立石　正信

発行所　株式会社　金剛出版
〒 112-0005　東京都文京区水道 1-5-16
電話 03-3815-6661　振替 00120-6-34848

印刷・製本　音羽印刷

ISBN978-4-7724-1468-5 C3011　Printed in Japan ©2016